키 작은 아이,
유전보다 노력으로
크게 키운다

키 작은 아이, 유전보다 노력으로 크게 키운다

초판 1쇄 인쇄 2016년 7월 20일
초판 1쇄 발행 2016년 8월 1일

지은이 나동규 **편집장** 이점석 **교정교열** 전혜신
펴낸이 류희남 **편집 기획** 천지영 **표지본문디자인** 장덕종

펴낸곳 물병자리 **출판등록** 1997년 4월 14일(제2-2160호)
주소 우) 110-070 서울시 종로구 새문안로 5가길 11, 801호(내수동, 옥빌딩)
전화 02 - 735 - 8160 **팩스** 02 - 735 - 8161
이메일 aquari@aquariuspub.com **트위터** @AquariusPub **홈페이지** www.aquariuspub.com

ISBN 978 - 89 - 94803 - 37 - 1 03510

* 이 도서의 국립중앙도서관 출판사도서목록(CIP)은 서지정보유통지원시스템 홈페이지(http://seoji.nl.go.kr)와 국가자료공동목록시스템(http://www.nl.go.kr/kolisnet)에서 이용하실 수 있습니다.(CIP제어번호: CIP2016016390)

키 작은 아이, 유전보다 노력으로 크게 키운다

나동규(한방 소아과학 박사) 지음

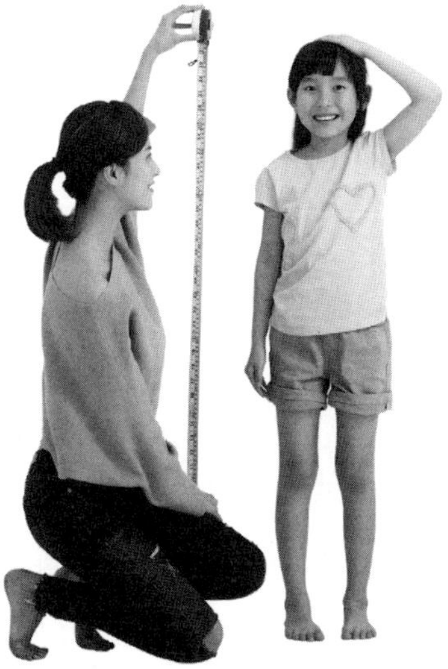

물병자리

머리말

키 작은 아이에게 희망을

필자가 성장 치료를 한다니까 아는 분들이 간혹 이런 질문을 한다.

"원장님은 키가 작지도 않은데, 어떻게 이런 연구를 하게 되었습니까?"

20여 년 전, 필자에게는 운동선수가 꿈인 조카가 있었다. 현재는 소위 이름 있는 프로야구 선수가 되었지만, 당시 조카는 막 야구를 시작한 초등학생이었다. 그런데 이 녀석이 작달막하고 뚱뚱한 것이 영락없는 씨름선수였다.

녀석이 워낙 야구를 좋아하다 보니 누나와 매형은 아들의 체형이 걱정스러워 진료를 받아보았다. 당시 양방에서는 성장 호르몬 치료와 성장 클리닉이 처음 도입되었지만, 한의학에서는 치료를 통해 키가 클 수 있다는 생각은 아무도 하지 못했다.

진료 결과 성장 호르몬 치료를 한다 해도 조카의 최종 키는 171cm 정도일 것이라고 했다. 야구선수로는 작은 키다. 누나와 매형은 조카의 손을 잡고 찾아와 협박조로 사정했다.

"의학 공부를 다시 해서라도 얘를 위아래로 늘려놔."

결국 불똥이 애먼 필자에게 튄 것이다. 밑도 끝도 없이 아이의 키를 키워놓으라니…. 한의학적인 치료법은 전무한 상태였고, 한의학을 공부한 필자로서도 당시 그 분야에 대해 배운 게 없었다. 그런데 키 성장에 대한 연구와 치료가 한의학에서 남들이 전혀 생각지 않는 미개척 분야라는 사실이 오히려 필자에게 자극제가 되었다. 그때부터 험난한 가시밭길의 연속이었다.

한의학 고서와 각종 자료를 샅샅이 뒤진 것은 물론 전래 요법, 침술 요법, 운동 요법, 식이요법, 양방의 성장 호르몬 요법, 강연회, 세미나 등등 찾아보지 않은 분야가 없었다. 전래 요법에 조예가 깊다는 분을 찾아 강원도 두메산골을 헤매기도 했으며, 양방 세미나에 갔다가 비관계자라는 이유로 쫓겨나기도 했다.

그렇게 연구를 하면서 필자가 알아낸 여러 가지 방법을 조카에게 적용해 보았다. 그런데 1년 정도 지나자 놀랄 만한 결과가 나타났다. 조카의 몸에 지방이 줄면서 성장 폭이 늘어나고, 2년이 지나자 씨름 선수 같던 체형 자체가 변하기 시작한 것이다. 그때의 변화는 치료를 하던 필자마저도 놀랄 정도였다. 현재 조카는 185cm에 80kg이다. 야구선수로는 이상적인 체격을 갖춘 셈이다. 이 자리를 빌려 조카에게 고마운 마음을 전한다. 사실 조카는 자신의 몸을 임상 실험용으로 내준 것이나 다름없기 때문이다.

이렇게 키 성장에 대한 연구와 치료를 시작한 지 벌써 20년이 넘었으니 결코 짧은 시간은 아니다. 그동안 키 때문에 울고 웃던 사람들의 사연을 글로 쓰자면, 사연 많은 사람들의 말처럼 열 권은 넘을 것이다. 그중에 항상 머릿속에 맴도는 사연이 있다.

어느 날 한의원에 모녀가 찾아왔다. 배고픈 사람을 보면 자신이 먹던 밥그릇이라도 건네줄 것같이 선한 모습을 한 어머니는 키가 139cm였다. 중학교 3학년인 딸은 평균 신장에 훨씬 못 미치는 136cm로 발육이 거의 끝난 듯이 보였다. 경험상 이런 경우는 의사가 할 일이 별로 없기 때문에 모녀의 모습을 보자 가슴이 싸했다. 어머니는 간절한 눈빛으로 찾아온 목적을 말했다.

"집안이 조금 작아유. 유전인가 뭔가라고 해서 포기하고 있었는디, 야가 학교서 놀림도 받고… 혹시나 혀서…."

안타까운 마음에 진료를 해보았으나 역시 성장판이 닫혀 더 자랄 수 없는 상태였다. 모녀의 얼굴을 보니 차마 입이 떨어지지 않아 조금 돌려 말했으나 어머니는 이미 눈치를 채고 눈물을 흘렸다. 조금만 빨리 치료했다면 상황은 달라졌을 것이란 생각에 필자 또한 모녀의 마음만큼이나 무거웠다. 비록 유전적인 요소가 강한 경우지만, 어려서부터 그에 맞는 치료를 했더라면 150cm까지는 클 수 있었을 텐데….

키는 유전적인 영향이 많은 부분을 차지하지만 전부는 아니다. 자신의 노력에 따라 어느 정도까지는 클 수 있다. 한의학 분야에서 최초로 키 성장을 연구한 필자의 명예를 걸고 말할 수 있다.

자녀의 키가 크기를 바란다면 유전적인 요소만 생각하지 말고 당장 진료를 받으라고 권하고 싶다. 만 5세 이후 어리면 어릴수록, 크고자 하는 의지가 강하면 강할수록 키는 클 수 있다. 어려서부터 적절한 치료와 본인의 노력, 의지만 있다면 자신이 원하는 정도에 가깝게 클 수 있는 것이다. 단 2차 성징이 나타나고 성 호르몬이 분비되어 성장판이 닫히기 시작하는 경우에는 아무리 치료해도 큰 효과를 보지 못한다. 그렇기 때문에 치료 시기는 빠를수록 좋다.

요즘 큰 키를 선호하는 사회적 흐름에 따라 각종 치료법과 건강 보조식품, 운동, 영양 요법 등으로 성장 치료를 하려는 시도들이 늘어나고 있다. 더욱이 성장판이 닫힌 성인의 키를 크게 한다거나 자신들이 만든 식품 혹은 운동법만으로도 1년에 10cm 이상씩 자랄 수 있다고 주장하는 황당한 경우도 생기고 있다. 키 성장 치료를 전문으로 하는 필자도 혼란을 일으킬 정도니 의학적 지식이 적은 부모님들이야 오죽하겠는가? 이에 20여 년간 연구·치료한 경험을 바탕으로 자녀의 작은 키 때문에 고민하는 부모님들에게 올바른 방향을 제시하고자 한다.

그동안 키 성장에 관한 진료로 바쁘다 보니 가족에게 소홀한 점이 없지 않았다. 원고의 마침표를 찍을 때 가장 먼저 예쁜 딸 새미와 항상 기댈 언덕이 되어 준 아내의 얼굴이 떠올랐다. 우선 이들에게 고맙다는 말을 전하고 싶다. 그리고 키 성장 치료의 발판이 되어 준 조카와 책을 만드느라 애쓴 물병자리 식구들에게도 감사한다. 이 작은 책자가 한 아이의 진로에 도움이 될 수 있다면 필자로서 이보다 더한 기쁨은 없을 것이다.

2016년 7월

나동규

차 례

제1장

키 성장의 요인과 속설

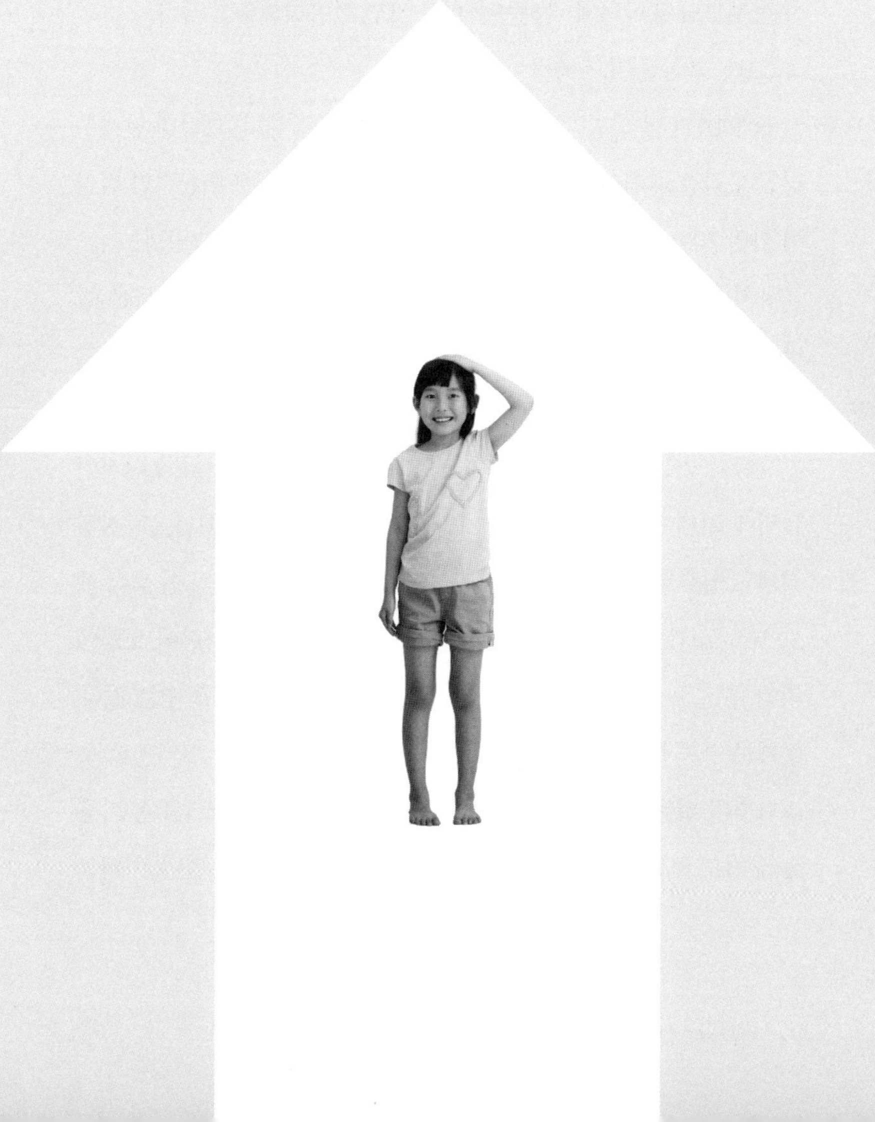

1
키, 유전은 얼마나 될까?

"엄마 아빠가 작아서 나도 작은 거니까, 엄마 아빠가 내 키 책임져!"

버릇이 없는 것인지, 화가 나서 순간적으로 그런 것인지 자신을 낳아준 부모님께 이렇게 말하는 아이를 보면 한마디해주고 싶다.

"그래, 무식한 것도 자랑이다."

불과 10여 년 전만 해도 키는 유전이라고 생각했다. 그런데 언제부터인가 각종 매체에서 유전적인 영향은 20~30%일 뿐 후천적인 원인이 키의 70%를 좌우한다는 말이 나오기 시작했다. 정말 그럴까?

사실대로 말하자면 많은 부모님들, 아니 키가 작은 부모님들은 실망하실지도 모르겠다. 실제로 키는 유전이 70%는 좌우한다고 봐야 하기 때문이다.

사람의 키는 태어날 때부터 어느 정도 결정된다. 그러나 후천적인 노력에 의해 5~10cm까지 더 자랄 수도, 덜 자랄 수도 있다. 즉, 선천적인 요인으로 180cm 가 될 사람이 후천적 환경이 아무리 안 좋다 해도 165cm가 될 수는 없다. 마찬가지로 165cm가 될 사람이 노력에 의해서 170~175cm까지는 자랄 수 있지만, 180cm가 될 수는 없다. 문제는 가족 중에 어떤 사람의 유전자를 받느냐다.

자녀의 얼굴이 아빠나 엄마를 닮기도 하고, (외)조부모, (외)삼촌 등을 닮기도 하는 것처럼 키도 마찬가지다. 우리 주위에서 엄마, 아빠는 작은데 자녀는 큰 경우를 많이 볼 수 있는 것도 이 때문이다. 알기 쉽게 예를 들어보자.

아빠의 키가 165cm고 엄마는 150cm인데, 아들의 키는 178cm다. 이 경우 부모 유전자의 영향을 받지 않아서 아들이 큰 것이라고 봐야 할까? 그렇지 않다.

아빠의 형제가 총 네 명인데, 아빠는 165cm, 큰 삼촌은 163cm, 작은 삼촌은 175cm, 막내 삼촌은 177cm라고 하자. 이 경우 분명히 할아버지나 할머니 중 한 분은 키가 클 것이다. 할아버지는 175cm고 할머니는 150cm 정도라면, 아빠의 형제 중 두 분은 할아버지의 키를 닮은 것이고, 두 분은 할머니의 키를 닮은 것이다.

여기서 아빠의 키는 할머니를 닮아 작지만, 아빠의 유전자에는 할아버지의 큰 키가 잠재되어 있다. 178cm의 자녀가 태어날 수 있는 것도 이 때문이다. 외가 쪽의 영향도 마찬가지다. 이렇듯 부모의 키가 작아도 (외)조부모 중 한 분이 큰 경우, 부모가 아닌 (외)조부모의 영향을 받아 키가 클 수 있는 것이다.

여기서 성질 급한 독자들은 질문할 것이다.

"그럼, 우리 집은 조부모도 작고 부모도 작으니, 무조건 작은 키로 살란 말입니까?"

앞서 유전이 70%를 좌우한다고 했지 100%를 좌우한다고 하지 않았다. 그리고 후천적 노력에 의해서 5~10cm는 가감할 수 있다고 했다. 그러니 포기하지 말고 꾸준히 노력하면 자신이 생각하는 것보다 훨씬 큰 효과를 거둘 수 있다. 후천적인 요인이 키에 얼마나 많은 영향을 끼치는지 눈에 확 띄는 예를 들어보겠다.

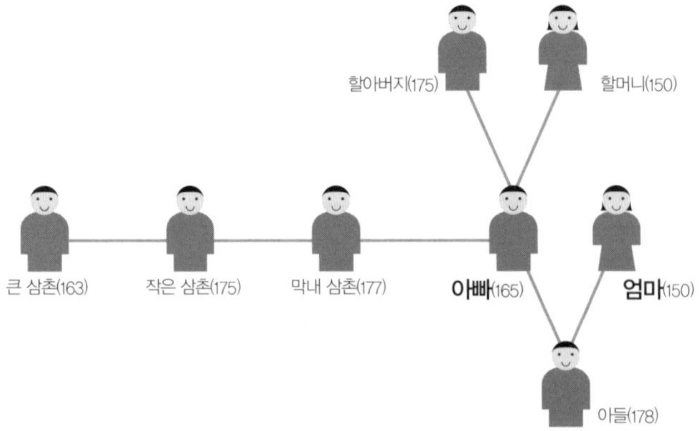

키 유전

우리나라는 현재 세계에서 유일하게 분단의 아픔을 겪고 있는 나라다. 1945년 8월 15일 이후 지금까지 70년 가까이 철조망을 사이에 두고 대립하고 있다. 그런데 이런 상황이 키의 성장에 영향을 미치는 후천적인 요인을 알아보는 기회가 될 수 있다.

우리 민족은 단일민족이다. 또 남과 북에는 1000만이 넘는 이산가족, 즉 같은 유전자를 가진 사람들이 갈라져 있다. 키의 성장에 선천적 요인이 절대적이라면 분단된 지 100년도 안 된 이 시점(한 세대가 완전히 바뀌지 않은 상태)에서 남과 북의 키 차이는 별로 없어야 한다. 그런데 과연 그럴까?

북한은 현재 보건 정책이 미비해 청소년들의 신체 발달과 체격 등의 통계가 없는 상태다. 하지만 한 조사에 따르면 북한 청소년들은 남한 청소년들에 비해 평균 신장이 10cm 정도 작은 것으로 나타났다.

한국은 경제가 급성장해 국민들이 충분한 영양 섭취가 가능해졌다. 1980년 167.4cm던 20세 남자의 평균 신장이 2000년에는 173.4cm로 20년간 6cm 정도 커졌다. 이에 반해 북한은 경제 여건이 어렵다 보니, 국민들의 영양 상태가 좋지 않아 같은 기간 평균 신장이 2~3cm 감소하는 상황에 처해 있다. 이렇게 되자 한때 김정일 국방위원장은 학생들의 '키 크기 운동'을 전개했다고 한다. 이처럼 후천적인 요인은 선천적 요인을 뛰어넘는 위력을 발휘할 때도 있는 것이다.

부모님들이 필자와 상담을 하면서 이런 말을 자주 한다.

"우리 아이는 얼굴이 아빠를 닮았으니까 클 거예요."

"우리 아이는 손발이 길쭉길쭉한 게 삼촌을 닮아서 클 거예요."

"우리 아이는 식성이 엄마를 닮았으니까 클 겁니다."

부모님의 이런 말들은 자녀에 대한 기대감과 긍정적인 생각으로 위안을 삼으려는 심리의 표현일 뿐이다. 키를 결정하는 유전자와 얼굴 생김새를 결정하는 유전자, 손발을 결정하는 유전자, 식성을 결정하는 유전자는 모두 다르다. 어떤 부분이 닮았다고 하여 다른 부분도 닮는 것은 아니라는 말이다.

2
키와 높이는 다르다

성장(成長)이란 말 그대로 '긴 것을 이룬다'는 뜻이다. 국어사전에서는 '(사람 · 동식물이) 자라서 점점 커지는 것', '사물의 규모가 커지는 것'이라고 나와 있다. 이렇듯 성장이란 사람의 신체뿐만 아니라 사회의 경제, 정치 등 모든 것이 커나가는 것으로, 대부분 긍정적 의미의 발전을 뜻한다.

사람의 신체적 성장이란 키가 자라는 것뿐만 아니라 신체 각 기관의 해부학 · 형태학적 크기와 기능의 향상을 말하며, 아이가 태어나서 성인이 되어가는 과정에 일어나는 육체적 · 정신적 발전 과정을 의미한다. 그러나 일반적으로 사용되는 의미는 키의 성장에 국한되는 경우가 많다.

여기서 한가지 짚고 넘어갈 것은 영어권인 미국에서는 키를 가리킬 때 높이를 의미하는 height를 사용한다는 점이다. 키와 높이는 어떻게 다를까?

키의 성장은 뼈의 길이 성장이 끝남과 동시에 끝난다. 그러나 높이는 꼭 그렇다고 볼 수만은 없다. 뼈의 길이 성장이 끝났어도 높이는 좀 더 자랄 수 있다. 인체의 관절 부위인 발목이나 무릎, 고관절, 골반, 척추 등은 사람에 따라 휘어지고 변형된 정도가 다르다. 키의 성장이 끝난 상태에서 이런 부위를 바로잡아 준다면 더 커질 수 있을 것이다. 키의 성장이 끝났다고 말하는 20세가 지나서도 키가 조금 커졌다는 사람이 있는 것도 이 때문이다. 즉, 20세 이전에 키의 성장이 멈춰 자라지 않던 사람이 20세 이후 생활의 변화나 운동 등의 영향으로 관절 부위가 바로잡혀 측정상 키가 조금 자란 것처럼 나타나는 것이다.

이 책에서는 위에 말한 높이를 제외한 성장의 모든 것 중 특히 키의 성장에 대해서 알아볼 것이며, 이하 본 책에서 말하는 성장은 바로 키의 성장을 뜻한다.

성장에 영향을 주는 요인은 크게 유전과 환경이 있다. 유전에는 인종, 가계, 연령, 성별, 염색체 이상, 선천성 대사 이상이 있고, 환경에는 외부적 요인으로 사회 · 경제 · 심리 · 계절적 요인, 신체적 환경, 운동과 신체 자극, 영양, 질병 등이 있다. 사람의 성장은 이러한 여러 가지 요인으로 결정된다. 그러나 아이가 부모의 얼굴을 많이 닮을 수밖에 없듯이 키에 대해서도 유전이 가장 크게 작용한다.

3
부모의 사회·경제적 수준이 자녀의 키를 좌우한다

"개구쟁이여도 좋다. 건강하게만 자라다오."

지금 40~50대 부모라면 이 말이 낯설지 않을 것이다. 60~70년대만 하더라도 부모들은 자녀가 아무 탈 없이 건강하게 자라기만을 바랐다. 위의 말도 그때 유행하던 광고 카피다. 당시만 하더라도 사회 여건상 의학의 혜택을 적게 받았고, 영양 부족이 심하다 보니 면역력이 저하되어 유아 사망률이 높았다. 자녀의 키가 얼마나 자랄까 걱정하는 것은 둘째고, 건강하게 자라만 주어도 좋던 시절이다.

현재는 어떤가, 국민소득이 급격히 늘어나 선진국 수준에 이르자 건강은 기본이고 이제 외모, 특히 자녀의 큰 키가 부모의 중요한 바람이 되었다. 단순히 배가 고파 먹던 음식은 어떻게 무엇을 먹어야 하는가가 문제다. 영양학적으로는 그만큼 넉넉한 시대가 된 것이다.

이런 시대에 살고 있으면서도 우리 아이들의 키는 천차만별이다. 다년간 성장 클리닉을 운영해 온 필자의 생각에는 부모의 교육 수준과 사회 · 문화적인 환경이 다르다는 사실이 이런 결과를 내는 데 한몫한다고 본다.

사회 · 경제 · 문화적 수준이 높은 가정에서는 자녀의 외모, 즉 키의 중요성을 인식하고 영양학 · 운동학적으로 부단한 노력을 기울인다. 더불어 관련 정보를 찾고, 필자와 같은 의사에게 상담을 받는 등 적극적인 자세를 취한다. 반면에 그렇지 못한 가정에서는 아직도 키에 대한 인식이 부족해, 유전이니 어쩌겠느냐는 마음으로 미리 포기하는 경우가 많다. 성장에 대한 정보를 얻거나 실천하는 데도 소극적이다. 이러한 부모의 인식은 대도시, 중 · 소도시, 시골의 평균 신장에 차이가 나게 하는 중요한 원인이 된다. 이것은 필자가 지어낸 말이 아니라 통계에 의해 나타난 결과다. 서울과 시골 사람들의 평균 신장은 3cm 이상 차이가 난다. 또 시골에 사는 노인들이 서울에 갔다 오면 한결같이 하는 말이 있다.

"서울에 갔더니 남자들은 호랑이 잡아 먹을 만큼 크고, 여자들은 기생처럼 이쁘더라."

서울 사람들이 그만큼 외모에 노력을 기울이기 때문에 나온 말이다. 필자가 성장 클리닉을 운영하면서 살펴본 바로도, 키 치료를 위해 내원하는 아이들의 95% 이상이 서울, 대전, 대구, 부산, 광주, 전주 등 대도시에 산다.

4
키가 성격도 변화시킨다

작은 키가 질병으로 간주되거나 건강 혹은 생명에 지장을 주는 것은 아니다. 다만 외모 지상주의가 팽배한 사회의 구성원으로 살아가면서 남들보다 나아지고 싶다는 욕구로 인해 스트레스를 받고, 자신감을 잃는 것이 문제다. 키가 작아도 자신감이 있어 스트레스를 받지 않는다면 전혀 문제될 것이 없고, 키가 커도 상대적 왜소감에 따른 스트레스가 있다면 큰 문제다.

키 문제로 필자를 찾는 부모들에게서 듣는 공통적인 이야기가 있다.

"우리 아이가 또래에 비해 작다 보니 학교에서 자신감이 없어 보이고, 성격도 내성적으로 변하는 것 같아 걱정입니다."

작은 키도 문제지만, 그로 인한 성격의 변화가 더 큰 문제라는 것이다. 이처럼 작은 키 자체는 병이 아니지만 작은 키 때문에 자신감을 잃는다면 나중에 사회 생활을 하는 데에도 문제가 된다. 또 자신감 결여는 성격이 형성되어 가는 어린 시절에 정신적인 영향을 끼쳐 평생 동안 장애가 될 수 있다.

사람마다 조금씩 다른 성장 과정을 겪는다. 일찍 커서 초등학생 때는 컸지만 나중에는 작아지는 경우도 있고, 어렸을 때는 작았지만 늦게 커서 나중에는 훨씬 큰 경우도 얼마든지 있다. 이렇듯 키의 성장은 크게 두 가지 유형으로 나눠볼 수 있다. 그런데 이 두 가지 유형은 성격 형성에 서로 다른 특징을 보여준다.

먼저 키가 작다가 늦게 크는 유형을 보자.

이 경우 중학생 이후에 왕성한 성장을 보이므로, 초등학교 때는 또래에 비해 키가 작을 수밖에 없다. 성격이 형성되는 어린 시절에 키가 작다 보니, 소극적이고 자신감이 떨어져 내성적인 아이가 되기 쉽다. 중학교 이후에 키가 많이 자라기는 하지만, 이미 성격 형성이 다 끝났기 때문에 어른이 되어서도 내성적이며 소극적인 경우가 많다.

반면에 키가 일찍 크고 일찍 멈추는 유형이 있다. 초등학생 때 또래에 비해 키가 크다 보니 모든 일에 적극적이고, 자신감도 있어 외향적인 아이가 많다. 하지만 중학교 이후에 키가 일찍 멈춰, 초등학교 때 작던 친구들이 자기보다 커진다. 더구나 이 시기는 한창 예민한 사춘기라 신경질적인 성격이 되기 쉽다. 물론 어린 시절 형성된 성격이 있어 성인이 돼서도 적극적이고 자신감이 넘치지만, 신경질적인 면을 보이는 경우가 많다.

우리 주위에서도 키가 큰 사람은 순진하고 싱거워 사람 좋아 보이고, 키가 작은 사람은 어딘지 딴딴하고 모든 일에 능동적인 면이 있는 것을 흔히 볼 수 있다. 이렇듯 키의 성장 시기가 성격이 형성되는 시기와 같다 보니 서로 밀접한 관계를 갖는다.

자녀가 있는 부모님들은 아이들의 성장 유형을 감안해 자녀의 성격이 좋은 쪽으로 형성되도록 세심한 주의를 기울여야 할 것이다.

신체검사 시 발뒤꿈치 드는 아이

부모님과 대화하다 보면 가끔 답답한 말씀을 하는 분이 있다.

"에이, 선생님도 참…. 이제 초등학생이 키 때문에 스트레스를 받겠어요?"

정말 요즘 아이들을 몰라도 너무 모르는 말씀이다. 모든 사람은 남들보다 앞서고 싶어하는 심리가 있다. 더 예쁘고, 더 강하고, 더 크고 싶은 마음이 있는 것이다. 그리고 초등학생도 분명히 사람이기 때문에 이런 욕구가 있고, 이 욕구가 충족되지 않으면 스트레스를 받는 것은 당연하다.

필자는 초등학생 때 키가 큰데도 항상 앞자리에 앉았다. 시력이 나쁘기도 했지만 아이들이 대부분 앞자리를 싫어해서 쉽게 앞자리에 앉을 수 있었다. 초등학교 저학년이라도 앞에 앉아 자신의 키가 작다는 것을 인정하기보다는 뒤에 앉아 작은 키에 대한 위안을 받으려는 심리의 반영이라고 볼 수 있다.

이런 현상은 4~5월쯤에 있는 신체검사에서 뚜렷이 나타난다. 많은 아이들이 키를 측정할 때 발뒤꿈치를 살짝 들거나, 숨을 최대한 들이마셔 가슴을 들어올리고 목에 힘을 주어 조금이라도 크게 나오게 하려고 노력한다. 이런 모습은 필자도 쉽게 목격한다.

필자의 한의원에서 아이의 키를 측정할 때도 이런 모습을 보이는 경우가 많다. 한의원에서는 정확도를 위해서 키를 3~5회 측정하고 측정 시간까지 기재한다. 발뒤꿈치를 살짝 들고 있는 아이, 몸을 최대한 위로 끌어올리는 아이, 숨을 들이쉬고 참느라 얼굴이 빨개지는 아이…. 이런 모습을 보면 나도 모르게 웃음이 나온다. 필자가 꿀밤을 한 대 먹이면 그제야 씩 웃으면서 힘을 빼는 것이다.

이런 심리가 꼭 아이들에게 국한된 것은 아니다. 어른들에게 키를 물어보면 대부분 조금씩 늘려서 이야기한다. 158cm인 경우에는 160cm라 하고, 168cm는 170cm이라고 말한다. 심한 경우에는 5~7cm까지 늘리기도 한다.

이렇듯 자신이 알든 모르든 작은 키는 스트레스로 작용하는 것이다.

5
아이는 작게 낳아서 크게 키워라

모든 사람은 인생에서 육체적으로 힘든 시기가 한 번씩 있다. 우리나라 남자의 경우 군대에 가서 2년간 타율적인 생활을 해야 하고, 여자는 임신을 하여 10개월간 힘들게 지내다가 출산의 고통을 겪는다. 출산을 경험한 산모는 두 번 다시 아이를 갖고 싶지 않을 만큼 고통을 느낀다고 한다. 이렇듯 힘든 과정 끝에 출산을 하다 보니 '아이는 작게 낳아서 크게 키워라'는 말이 있다. 태아가 클수록 산모의 고통은 심하기 때문에 작게 낳아서 크게 키울 수만 있다면 그보다 더 좋은 방법이 없을 것이다.

그런데 현실은 그렇지 않으니 문제다. 작게 태어난 아이는 어른이 되어서도 작고, 크게 태어난 아이는 어른이 되어서도 클 가능성이 높다. 100m 달리기를 할 때 남들보다 뒤에서 출발하여 빨리 골인하기는 쉽지 않다. 같은 조건, 같은 상황이라면 남들보다 뒤에서 달린 사람은 늦게 도착할 것이고, 남들보다 앞에서 달린 사람은 일찍 도착할 것이다. 키도 마찬가지다.

아기의 출생 시 체중과 키는 평균 3.2~3.4kg에 51cm 정도다. 그런데 만일 2.5kg으로 태어난다면 키는 48cm 정도가 될 것이다. 출발부터 평균에 비해 3cm 정도 작게 태어났으니 남들보다 더 많이 자라야 나중에 평균 신장이 될 수 있다.

현실적으로 작게 태어난 아이들은 출생 후 더 조금씩 자라기 때문에 5세 정도가 되면 정상적으로 출생한 아이와 키 차이가 더 벌어지는 경우가 많다. 또 만 2세 이전의 영양 상태가 아이의 키를 결정하는데 중요한 역할을 한다. 크게 태어난 아이가 영양 섭취도 왕성하고, 작게 태어난 아이가 식욕도 떨어지는 경우가 많아 점점 평균과 차이가 벌어지는 것이다. 키가 작아 필자에게 치료받은 아이들을 보아도 평균 이하로 태어난 경우가 많다.

출생시 병적으로 작게 태어난 것(미숙아, 2.5kg 이하)이 원인이 되어 나중에도 작은 것을 의학적으로 '원시왜소증'이라고 한다. 이렇게 질병 수준으로 작게 태어나는 원인은 다음과 같다.

산모는 자신과 아이 두 사람 분량의 영양이 필요하다. 특히 아기를 위해 장기와 뼈 등을 만드는 단백질과 칼슘 같은 영양소를 충분히 섭취해야 한다. 만약 이런 영양소가 부족하면 산모는 물론 아기에게도 치명적일 수 있다. 1970년대 이전에는 먹을 것이 부족하여 아기가 작게 태어나는 경우가 많았다. 하지만 요즘처럼 풍족한 시대에 먹지 못해 아기가 작아지는 경우는 흔치 않을 것이다.

현대에도 작은 아기가 태어나는 것은 산모가 임신 중에 외모에 지나치게 신경을 쓰거나 직장 생활을 하기 때문이다. 다른 사람의 눈을 의식하다 보니 배가 나오거나 살이 많이 찌는 것을 원치 않아 적게 먹는 것이다. 이는 정신적인 스트레스로 연결되어 악순환이 계속된다. 또 산모의 과로, 흡연, 음주 등은 저체중아나 기형아 출산을 유발할 수 있다. 산모는 책임감을 가지고 태아의 미래에 각별히 신경을 써야 할 것이다.

6

옛날에는 못 먹어서 작았고, 요즘은 너무 먹어서 작다

키가 작은 어머니나 아버지들이 공통적으로 하는 말이 있다.

"어릴 때 쌀이 귀하다 보니 너무 못 먹어서 이렇게 작습니다."

이 말을 들은 자녀가 이상하다는 듯이 한마디 한다.

"그럼 라면 먹지!"

그렇다면 요즘 청소년들은 어떤가? 어려운 시기를 겪은 부모님들은 못 먹은 것에 한이 맺혀 자녀들은 무조건 많이 먹이려 한다. 게다가 요즘은 인스턴트 음식이 지천이다 보니 아이들은 영양 과잉 상태가 되었다. 초·중학생의 30%가 비만을 걱정해야 할 정도다. 비만이 청소년의 키 성장을 방해하는 시대가 된 것이다.

키가 자라기 위해서는 영양 섭취가 반드시 필요하지만, 영양 과다는 성장을 저해하는 요인이 된다. 비만에 의해 몸의 지방이 늘면, 키가 자라는 데 필요한 성장 호르몬이 적게 분비될 뿐 아니라 효율적으로 이용되지도 않는다. 또한 성 호르몬의 분비를 촉진시켜 사춘기가 빨리 오고, 성장판이 빨리 닫힌다. 요즘 청소년들의 사춘기가 빨라지는 것도 바로 이 때문이다. 필자가 관찰하여 발표한 논문에 키가 자라지 않는 원인 중 비만이 7.07%나 되는 것을 보아도 이 점은 분명해진다.

7
남자의 키가 여자보다 큰 까닭

우리나라 남자의 키는 여자보다 평균 13cm 정도 크다. 대한소아과학회가 1998년 발표한 자료에 따르면 우리나라 성인 남자의 평균 신장은 173.4cm, 여자는 160.4cm다. 이런 결과가 나온 까닭은 무엇일까?

성 호르몬의 분비 시기, 즉 키의 성장이 멈추는 시기가 다르기 때문이다. 키는 성장판이 닫히면 멈추고, 성장판은 성 호르몬이 분비되기 시작해서 2년 정도 지나면 닫힌다. 남자의 성 호르몬 분비 시기가 여자보다 2년 정도 늦기 때문에 키의 성장이 멈추는 시기도 그만큼 늦다. 즉, 남자가 여자보다 2년 정도 키가 더 자라는 것이다. 출생시 남자가 여자보다 평균 1cm 정도 크게 태어나는데다 2년 동안 약 12cm 자라다 보니 총 13cm가량 차이가 나는 것이다.

흔히 같은 나이면 여자의 정신연령이 남자보다 2세 정도 높다고 하는 것도 이 때문이다.

8
최종 키 예측법

모든 사람은 자신의 미래를 궁금해 한다. 자신의 미래를 조금이라도 알 수 있다면 좀 더 풍요롭고 즐거운 삶을 영위하는 데 도움이 될 것이다. 이런 점에서 볼 때 아이가 어른이 된 뒤 최종 키를 알 수 있다면, 직업이나 진로 선택에 많은 도움이 될 것은 자명한 일이다.

우리 사회에는 아직도 키의 제한을 두는 직업이 많고, 키가 작다는 것만으로도 어릴 적 꿈을 포기해야 하는 경우도 많다. 더구나 운동선수에게 작은 키는 매우 심각한 문제다. 초등학교 때 키가 커서 운동을 시작했다가 중 · 고등학교 이후 키가 자라지 않아 운동을 계속할 수도 없고, 다시 공부를 시작할 수도 없는 안타까운 경우를 필자는 많이 보았다.

부모라면 자녀에 대해 긍정적인 생각을 갖게 마련이다. '우리 아이는 크겠지' 하는 생각으로 키가 커야 가능한 진로를 선택하는 경우가 많다. 하지만 이런 막연한 생각이 사랑하는 자녀의 인생을 걸고 도박을 하는 것일 수도 있다는 점을 알아야 한다.

어렸을 때 자신의 최종 키를 알 수 있다면 이런 낭패를 당하는 일은 없을 것이다. 또 초등학생 때처럼 키가 꾸준히 커서 어느 정도 수준이 되었다고 해도 어떤 운동을 할 것인지, 그 운동에서 포지션을 어떤 것으로 정할지 등에 대해 큰 도움을 얻을 수 있을 것이다.

이런 노력의 일환으로 그동안 의학계에서는 '유전 계산법'을 사용하여 최종 키를 예측해 왔다. 하지만 이 방법은 후천적인 인자는 전혀 고려되지 않은 계산법이며, 아이가 부모의 유전자를 반반씩 받았다는 전제 아래 만들어진 것이므로 참고 사항일 뿐이지 정확하다고 할 수는 없다.

이제는 현대 의학의 힘을 빌려 자신의 최종 키를 미리 알 수 있는 시대가 되었다. 만 5세가 넘으면 성장판의 남은 정도, 골 연령, 평균 신장과 차이, 최근 3~4년간 성장 정도를 종합해 아이가 성인이 되었을 때의 최종 키를 정확하게 알 수 있다. 특히 골 연령과 성장판의 남은 정도를 검사해 보면 앞으로 성장 가능성, 성장이 멈추는 시기 등을 알 수 있으며, 그 정확도는 99% 이상이다.

최종 키를 알기 위한 검사는 다음과 같다.

골 연령 측정은 키가 자라는 형태를 알기 위함이다. 현재는 키가 작아도 골 연령이 어리다면 늦게 클 수 있다. 반면 현재는 키가 커도 골 연령이 많다면 성장이 일찍 멈춰 나중에는 작을 수도 있다. 그러니 지금 키가 커서 운동을 시켰는데. 검사 결과 골 연령이 많아 성장이 일찍 멈추는 경우라면 더 늦기 전에 운동 대신 다른 적성을 알아봐야 할 것이다. 반면에 운동을 무척 좋아하는 아이에게 키가 작다고 운동을 못하게 했는데, 검사 결과 골 연령이 어려 늦게 클 경우라면 지금 당장 운동을 시켜도 괜찮을 것이다. 이처럼 골 연령은 그 사람의 키가 자라고 멈추는 시기를 알 수 있는 측정 기준이 되므로, 진로 선택의 지침으로 활용하면 도움이 될 것이다.

다음은 성장판의 남은 정도를 검사하는데, 사춘기 이후 아이들에게 적용되는 검사 방법이다. 검사 결과 성장판이 완전히 닫힌 것으로 나오면 키는 더 자라지 않는다. 그리고 현재 성장판이 완전히 닫히지 않았지만 좁아지고 있다면 많이 자라야 5cm 정도일 것이다. 곧 성장이 멈춘다고 봐야 한다. 오랜 연구와 경험 있는 의사라면 성장판을 보고 정확한 최종 키를 예측하는 것도 가능하다. 성장판이 좁아진 정도에 따라 앞으로 얼마나 자랄지 알 수 있기 때문이다.

최종 키 계산법

유전 계산법

부모의 평균 키에 6.5cm를 더하거나 빼는 방식. 부모의 키를 평균 낸 수치에 6.5cm를 더하면 아들의 키, 6.5cm를 빼면 딸의 키가 나온다. 정확도는 낮다.

$$\frac{\text{아버지 키+어머니 키}}{2}+6.5=\text{아들의 키} \qquad \frac{\text{아버지 키+어머니 키}}{2}-6.5=\text{딸의 키}$$

실례) 아버지 170cm, 어머니 160cm인 경우

$$\frac{170+160}{2}+6.5=171.5\text{cm (아들의 키)} \qquad \frac{170+160}{2}-6.5=158.5\text{cm (딸의 키)}$$

의학적 계산법

골 연령, 성장판 상태, 현재 평균 신장과 차이, 최근 3~4년간 키의 성장 폭을 고려해서 계산하는데 정확도가 높은 편이다.

키·톡

최종 키를 미리 알지 못해 벌어진 아쉬운 일

2001년 가을, 야구복을 입은 중학교 3학년 남자아이와 그의 부모님이 내원했다.

아버지의 키는 165cm, 어머니는 160cm로, 아이는 평균에 비해 조금 작은 키였다. 부모님 말씀이 "어머니 키가 평균은 되니 아이가 나중에는 크겠지만, 현재 조금 작은 것 같아 혹시나 하고 왔다"는 것이었다. 그리고 아이는 장래에 야구선수가 되기 위해 노력하고 있다고 했다.

정밀검사 결과는 절망적이었다. 아이의 성장판은 벌써 99%가 닫혀 있었다. 필자는 이럴 때 가장 힘이 든다. 하지만 사실대로 말할 수 밖에 없는 것이 의사다. 고민 끝에 아이를 진료실에서 먼저 내보낸 후 부모에게 말했다. 아이는 앞으로 많이 자라야 1~2cm일 거라고, 지금부터 치료를 한다고 해도 170cm를 넘기기 힘드니 야구선수로서는 너무 작은 키가 될 것 같다고 단숨에 말해버렸다.

그 후 석 달 정도 지나 그 아이의 부모님이 다시 찾아와 근황을 말씀해주셨다. 처음 필자에게 진료 받은 결과가 믿어지지 않아 몇 군데 병원을 더 다녔고, 모두 같은 이야기에 어쩔 수 없이 야구를 그만두고 공부를 시작했다는 것이다.

이분들이 미리 최종 키 검사를 해보았다면 아이의 진로가 중간에 바뀌는 일은 없었을 것이다.

9
방학은 아이의 키를 크게 하는 최고의 기회

요즘 아이들은 어른보다 바쁘게 하루를 보낸다. 일찍 일어나 학교에 갔다가 보통 2~3군데 학원에 다니고, 어두워져서야 집에 와서 숙제를 한 뒤 늦은 잠자리에 피곤한 몸을 눕힌다. 마치 예전의 수험생을 보는 것 같다.

필자는 아이는 아이다운 생활을 하는 것이 키가 자라는 비법이라고 믿고 있다. 하지만 현실은 그렇지 않다. 바쁜 생활로 인한 스트레스, 운동 부족, 영양의 편중, 과도한 컴퓨터 사용, 수면 부족 등등 우리 아이들의 키가 클 시간이 없을 지경이다.

이런 상황에서 그나마 다행인 것은 여름과 겨울에 방학이 있다는 점이다. 방학이야말로 청소년들의 자유의 시간이다. 그동안 미뤄 둔 취미 생활과 운동을 할 수 있고, 마음 편히 충분한 식사를 하며, 공부에 대한 스트레스에서 해방되는 시간이다. 방학 때면 더 바쁜 일정에 시달리는 아이들도 있는데, 이것은 현재 아이에게도, 미래 아이의 키와 성격에도 좋지 않으니 부디 부모님은 이 점을 명심하기 바란다.

특히 겨울방학은 잘 활용하면 단시간에 놀랄 만큼 키가 자랄 수 있는 시기다. 실제로 겨울방학이 끝나면 유난히 키가 커진 아이들을 볼 수 있다. 남들도 다 크는 봄과 여름엔 어느 정도 키가 자라도 별로 눈에 띄지 않지만, 남들이 적게 크는 겨울에는 조금만 더 자라도 훨씬 커

보이기 때문이다.

겨울에는 모든 동식물의 성장이 더디거나 멈춘다. 사람도 자연의 일원이니 자연의 법칙에서 벗어나지 않는다. 만 7세부터 사춘기 전에 1년에 5~6cm 성장을 하니까 계절마다 1.3~1.5cm 자란다고 볼 수 있다. 하지만 통계를 보면 봄에는 1.7cm로 평균치를 웃도는 성장을 하고, 겨울에는 1~1.3cm에 그친다는 것을 알 수 있다.

날씨가 따뜻한 봄, 여름에는 아이들이 식욕도 왕성하고 운동도 많이 한다. 하지만 추운 겨울에는 꼼짝하기 싫어해 집에서 컴퓨터나 TV만 끼고 산다. 겨울철 생활 패턴이 동면에 들어가 꼼짝하지 않는 동식물과 같다 보니 키가 크지 않는 것이다. 이럴 때 규칙적인 생활을 하고 운동을 꾸준히 하면서, 영양 섭취를 충분히 하면 성장기의 아이들은 왕성하게 자라기도 한다.

방학이 되면 필자도 매우 바빠진다. 아이들이 학기 중에 못한 키 치료를 위해 몰려들기 때문이다. 이것을 보면서 필자는 아이들에게 참으로 미안한 마음을 갖는다. 대한민국 성인의 한 사람으로서 교육 환경을 이렇게 만든 것에 대한 죄책감이 들어서다.

진료를 하다 보면, 3분의 2 정도 아이들은 방학과 학기 중 키의 성장 차이가 뚜렷한 것을 볼 수 있다. 방학 때 평소 못하던 취미 생활과 운동을 하고, 마음 편하게 먹고 충분히 자며, 가고 싶은 곳도 가 보는, 그야말로 그 나이에 맞는 생활을 하기 때문에 이런 결과가 나오는 것이다. 이런 상황을 실제로 경험하다 보니 "아이는 아이다운 생활을 하는 것이 키가 자라는 비법"이라고 자신 있게 말하는 것이다.

부모님들은 방학 동안만이라도 아이 나이에 맞는 생활을 하도록 도와주는 것이 아이 키를 자라게 하는 방법임을 알아야 한다. 여기서 아이다운 생활이란 막무가내로 놀고 먹는 것이 아니며, 규칙적인 생활과 적당한 운동이 필수임을 강조하고 싶다. 남들과 같이 해서는 항상 남들과 같을 수밖에 없는 법, 이것은 키 성장에도 적용되는 만고의 진리다.

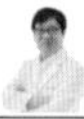

키·톡

왜 아침 저녁에 키 차이가 날까?

부모님께 간혹 이런 질문을 받을 때가 있다.

"어? 원장님! 얼마 전에 아이 키를 잿을 때보다 1cm 작게 나왔는데요?"

그러면 필자는 대수롭지 않다는 듯이 차트를 보며 묻는다.

"혹시 그때 아침에 잿나요?"

"그런데요?"

"네, 그게 정상입니다. 지금은 저녁이라서 조금 작게 나온 겁니다."

이야기가 여기까지 진행되면 부모님의 눈이 휘둥그레지며 필자를 빤히 쳐다본다.

2002년 부산 아시안 게임 때 북한 대표팀 중에서 가장 관심을 끈 것은 이명훈 선수다. 그의 키는 전세계 농구선수 중에서 가장 크다는 235cm이기 때문이다. 말이 235cm이지, 키를 전문으로 관리하는 필자가 보더라도 놀랄 만한 거인이다.

이명훈 선수에게 특히 관심을 가진 것은 작은 키를 치료하는 의사로서의 어쩔 수 없는 직업의식 때문이다. 그런데 그를 관찰하던 중 놀랄 만한 사실을 알게 되었다. 이명훈 선수는 아침과 저녁에 측정하는 키가 보통 5cm 정도나 다르다는 것이다.

사람의 키가 시간에 따라 어느 정도 차이가 난다는 것은 익히 알고 있었지만, 무슨 고무줄도 아니고 그럴 수 있을까? 답은 '그럴 수 있다'이다. 일반인은 1cm 정도, 심하면 2cm까지도 차이가 난다. 심한 경우 어떤 운동선수의 경우 5cm까지 차이가 나는 경우도 있었다.

이러한 현상이 일어나는 원인은 간단하다. 사람의 뼈는 단단한 부위도 있고, 관절처럼 연골로 구성된 부위도 있으며, 척추 추간판처럼 물이 들어 있는 수핵 부위도 있다. 그래서 하루 동안 생활을 하면 연골 부위와 수핵 부위가 중력과 체중에 의해 눌려 저녁이면 키가 줄어든다. 그리고 밤에 잠을 자는 동안 다시 쭉 펴져서 아침이면 키가 늘어난다.

그럼, 아침과 저녁 중에 어느 때의 키가 진짜 자신의 키일까?

의학적으로 아침에 측정한 키가 자신의 키라고 할 수 있다. 키는 몸을 쭉 뻗은 길이를 측정하는 것이므로, 아침에 몸이 가장 편하고 풀어진 상태의 키가 자신의 키인 것이다.

10

키에 관한 속설

살이 키로 간다?

가끔 뚱뚱한 어린이를 보고 "살이 키로 간다"며 좋아하는 어른들이 있다. 살찐 아이가 나중에는 키가 큰다고 믿는 것이다. 여기서 더 나아가 아이의 키를 키운다며 무작정 많이 먹여서 비만으로 만드는 경우도 볼 수 있다. 살이 정말 키로 갈까? 정답부터 말하자면 키가 자라는데 적절한 영양 공급은 반드시 필요하지만, 과도한 영양 섭취는 오히려 성장에 방해가 될 수도 있다.

손발이 크면 키가 큰다?

어릴 적에 손발이 크면 나중에 키가 큰다는 이야기를 자주 들었을 것이다. 실제로 어떤 부모님은 병원에 와서 "우리 아이는 손발이 길쭉길쭉하니 나중에 키가 클 것"이라고 자신있게 말하기도 한다. 정말 손과 발이 크면 나중에 키가 클까? 반대로 손과 발이 작은 아이는 나중에 키가 작을까?

결론부터 말하면 확률적으로 어느 정도 일리는 있으나 꼭 그런 것은 아니다. 사람의 뼈 모양이 길쭉한 부분에는 어느 곳에나 성장판이 있다. 즉 손가락, 발가락, 손목, 발목, 무릎, 팔꿈치, 어깨, 고관절, 골반 등 길어져야 하는 부분에는 뼈가 길어질 수 있도록 성장판이 있는 것이다. 이 성장판이 자라서 손발과 팔다리가 길어지며 키도 커진다. 그러니 손과 발에 있는 성장판의 활동이 왕성해서 손과 발이 크면, 다른 부위의 성장판도 왕성하게 활동할 가능성이 있고, 키가 클 가능성도 높다. 즉, 손과 발에 있는 성장판의 활동은 왕성한데 다른 부위의 성장판은 약하게 활동할 확률이 그만큼 적은 것이다.

하지만 손발이 크다 하여 키도 무조건 크다고 할 수만은 없다. 손발이 작아도 키가 큰 경우는 얼마든지 있고, 손발이 커도 키가 작은 경우도 많기 때문이다. 사람의 신체 부위별 발육은 어느 정도 일치하지만 일률적인 것은 아니다.

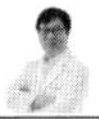

키·톡

진료실에서 싸우고 간 엄마, 아빠

키에 있어 유전적 요인이 차지하는 비율이 70%에 이를 정도로 아주 중요하다. 그러나 진료를 받다가 유전이란 이유로 생각지 못한 일이 일어나기도 한다.

170cm인 어머니와 165cm로 조금 작은 아버지가 아이를 데리고 온 적이 있다. 아이는 누가 봐도 아버지를 쏙 빼닮았다. 진료를 시작하자 어머니가 아버지의 심사를 긁기 시작했다. 필자가 보기에 일부러 그러는 것 같지는 않고 그냥 아무 생각 없이 하는 말이었다.

"우리 쪽은 대대로 키가 큰데요, 아이 아버지 쪽은 대대로 키가 작아요."

필자가 조금 민망해서 조용히 있자 다시 어머니가 말했다.

"아무래도 아이가 아빠를 닮아서 키가 작은 것 같아요."

필자가 헛기침을 했으나 어머니의 말은 계속 이어졌다.

"주위 사람들이 아이가 아빠를 닮은 것 같으니 빨리 치료하라고 해서 왔어요."

이쯤 되자 필자가 듣기에도 좀 심하다는 생각이 들었다. 이야기를 하는 동안 어머니는 당당했고, 아버지는 고개를 숙인 것이 꼭 죄인 같았다. 그러다 이야기가 계속될수록 아버지의 표정은 조금씩 일그러지고 있었다. 게다가 어머니 이야기 중간중간에 아이도 한마디씩 거들고 나섰다.

"선생님, 저 정말 아빠처럼 작게 되는 건가요?"

필자가 어떻게든 상황을 누그러뜨려 보려고 유전적인 영향도 있지만 후천적 노력도 중요하다고 이야기를 하는 중에 사태는 도를 넘어섰다. 아버지가 벌컥 소리를 친 것이다.

"당신 뭐야? 그래, 나 때문에 아이 키가 작은 걸 지금 와서 어쩌라고?"

얼마나 자존심이 상하고 화가 났는지 아버지는 얼굴이 울그락불그락하고 손까지 부들부들 떨더니 결국 진료실을 나가버렸다. 그제서야 사태를 안 어머니도 어쩔 줄 몰라 했다. 아이들은 장난으로 돌을 던지지만 개구리는 죽을 맛이라고, 아내와 자식의 이야기를 들으면서 아버지의 심정은 어땠을까? 그렇지 않아도 자기 때문에 아이의 키가 작다는 죄의식을 가지고 있는 분이, 사회에서도 키로 인해 많은 스트레스를 받은 분이 다른 사람도 아닌 자녀 앞에서 창피를 당했으니 말이다.

결국 아이에게 선천적으로 크게 자랄 키인데 생활 습관에 문제가 있어 작은 것이니 앞으로 열심히 운동하고 잘 먹고 치료 받으면 많이 클 수 있다고 설명해 주었다. 그래야 조금이나마 아버지의 체면이 설 것 같아서였다.

진료를 하다 보면 이런 일을 많이 보는데, 키 큰 사람들은 키 작은 사람들의 스트레스를 전혀 모르는 경우가 많다. 아이에게도 '아빠(엄마)가 작아서 너도 작은 거다' 라는 표현은 삼가는 게 좋다. 그런 식의 책임 전가는 부모에 대한 존경심을 사라지게 하고 미운 감정만 심어 주어오히려 자녀를 나쁜 길로 빠지게 할 수도 있다.

콩나물을 많이 먹어야 키가 큰다?

키 큰 사람에게 물었다.

"어떻게 키가 클 수 있었습니까?"

키 큰 사람이 머쓱하게 웃으며 농담 삼아 대답한다.

"하하, 콩나물만 먹었더니 이렇게 컸네요."

물어 본 사람도 웃고 대답한 사람도 웃는다. 둘 다 말도 안 되는 농담을 했다는 생각에 그냥 웃는 것이다. 이 두 사람이 정말 농담을 한 걸까?

사람의 키가 잘 자라기 위해서 꼭 필요한 영양소는 칼슘과 단백질을 대표적으로 꼽을 수 있다. 특히 단백질은 성장 호르몬을 구성하는 중요한 성분이다.

콩나물은 채소 중에서도 단백질 함량이 많아 성장 호르몬의 생산과 키의 성장에 도움이 되는 재료다. 더구나 고기처럼 살이 찌거나 성 호르몬 분비 시기를 앞당겨 키의 성장을 멈추게 할 염려도 없다. 오죽하면 콩을 서목태(鼠目太)라 하여 한방에서 뼈를 강화시키는 약재로 사용하겠는가. 콩이나 콩나물만 먹었더니 거인이 되었다는 말은 과장이겠지만, 콩나물이 키 성장에 도움을 주는 식품임에는 틀림없다.

우유를 많이 먹어야 키가 큰다?

아이들이 귀에 못이 박히도록 듣는 말 중에 "키가 크려면 우유를 많이 먹어라"가 있다. 부모님뿐만 아니라 TV, 신문 등에서 낙농가가 조금 어렵다 싶으면 "우유는 영양 덩어리기 때문에 특히 성장기 어린이는 우유를 많이 마셔야 한다"고 떠들어댄다.

우유를 많이 먹으면 정말 키가 클까? 결론은 '그렇지 않은 경우도 많다'이다. 백인과 달리 황인종인 우리 한국인에게는 특히 그렇다.

우유에는 칼슘과 단백질 등 키와 직접 관련이 있는 영양소들이 많이 들어 있어 뼈의 성장에 큰 도움을 주는 식품이라는 것은 두말할 필요가 없다. 하지만 시대가 바뀌었기 때문에 영양이 많다 하여 무턱대고 많이 먹어서는 안 된다.

60~70년대 보릿고개에는 먹을 것이 부족해 우유가 최고의 식품이었다. 지금 성장기의 자녀를 둔 부모님들은 기억할 것이다. 그때 학교에서 나눠주던 비닐봉지나 삼각형 우유가 입에 맞지 않아 먹지 못하던 친구들, 먹고 나서 바로 설사를 하던 아이들의 모습을.

이처럼 한국 사람들은 체질적으로 우유가 맞지 않는 경우가 많다. 찬 우유를 먹고 설사를 하거나 소화가 안 되는데도 계속 먹으면 성장에 도움이 되기는커녕 오히려 해가 된다. 소화기가 찬 체질이거나 장이 약한 경우, 우유의 동물성 지방이 찬 상태로 응결되어 장에서 흡수

되지 못해 나타나는 현상이다.

이러한 경우는 우유를 따뜻하게 데워서 먹거나 우유 대신 미역과 같은 해조류, 뼈째 먹는 생선 등으로 부족한 칼슘 섭취를 보충하고 두유 등을 먹는 것이 좋다. 우유가 몸에 맞는다 해도 하루에 500ml 정도가 적당하며, 우유와 함께 단백질이 풍부한 두유 등을 1대1로 먹는 것이 좋다.

요즘처럼 먹을 것이 남아도는 시대에 우유를 과다 섭취하면 키의 성장에 오히려 방해가 되는 경우도 있다는 것을 알아야 한다. 키가 자라는 데 우유가 분명히 도움은 되지만, 지나치면 동물성 지방이 축적되어 비만을 초래하거나 성 호르몬의 분비를 촉진시켜 성장을 멈추게 할 수도 있다.

초경을 하면 키가 안 큰다?

여자들은 한번쯤 이런 이야기를 들어보았을 것이다. 정말 그럴까? 결론부터 말하면 맞기도 하고 틀리기도 하다. 잘 크던 키가 초경을 한다고 갑자기 딱 멈춰 버리는 것은 아니지만, 그 뒤로 별로 크지 않기 때문이다.

여러 번 말했듯이 키가 자라려면 뼈가 길이 성장을 해야 하고, 이 성장은 뼈끝에 있는 성장판이 담당한다. 성장판은 성장 호르몬의 영향을 받아 활발하게 활동하지만, 성 호르몬이 나오면 활동이 점차 둔화되어 나중에는 단단한 뼈로 바뀌고 키의 성장도 멈춘다. 그래서 여자의 경우, 성 호르몬이 분비되는 징후인 초경을 하고 2~3년 지나면 성장판이 닫힌다.

여기에서 주의할 점이 하나 있다.

필자가 여기서 초경과 여성 호르몬이 분비되는 것을 같은 의미로 사용한 것은 독자들의 이해를 돕기 위해서다. 초경과 여성 호르몬의 분비 시기가 일치하는 경우도 있지만, 여성 호르몬이 분비되고 어느 정도 시간이 지나야 초경을 하는 경우도 많다. 이럴 때는 눈으로 볼 수 있는 초경을 할 때가 아니라, 여성 호르몬이 분비될 때부터 성장판이 좁아지기 시작한다. 초경을 하기 전부터 성장판이 좁아지기 시작하는 경우도 있다는 말이다.

또 키에 비해 체중이 덜 나가면 여성 호르몬이 분비돼도 초경을 하지 않을 수 있다. 초경을 하지 않았으니 무조건 성장판이 남아 있다고 믿으면 안 되는 것이다.

아토피성 피부염이 키 크는 걸 방해한다?

생활 수준이 높아지자 음식물의 섭취량이 많아지고 질도 좋아졌다. 그러다 보니 고칼로리 식품을 섭취하면서 아토피성 피부염이 점점 늘어나는 추세다.

아토피성 피부염을 태열(胎熱)이라고도 한다. 한방에서는 아토피성 피부염의 우 원인을 혈열(血熱)과 혈조(血燥)라고 하는데, 그중에서도 혈열이 큰 영향을 미친다고 본다. 혈열은 혈액 속의 영양 물질 중에서 키와 직접 관련 있는 성장 호르몬이 하체에 공급되는 것을 방해해 10세 이전에 주로 자라는 하체의 성장에 영향을 주는 것이다.

또 아토피성 피부염은 밤에 잠잘 때 가려운 것이 특징이다. 아이가 잠들었다가 여기저기 가려워 숙면을 취하지 못하면, 잘 때 가장 많이 분비되는 성장 호르몬의 분비량이 감소한다. 가려움은 아이에게 심한 스트레스를 주기도 한다. 이런 모든 요소는 성장을 방해하는 것들이다.

아토피성 피부염이 있을 경우에는 기름진 음식, 달걀, 매운 음식은 피하고 살이 너무 많이 찌는 것도 좋지 않다. 증상이 심하면 전문의와 상의하여 가급적 빨리 치료해주는 것이 좋다.

청소년기의 흡연이 성장을 막는다?

2002년 여름, 코미디의 황제 이주일 씨가 폐암으로 사망하면서 전국에 금연 열풍이 불었다. 그가 수척해진 모습으로 TV에 나와 "담배, 그거 독약입니다" 하던 모습이 아직도 눈에 선하다. 그럼 담배는 진짜 독약일까? 답은 '그렇다'이다.

담배의 피해는 이루 말할 수 없다. 담배에 대해 이야기하자면 책 서너 권은 너끈히 쓸 수 있다. 여기서는 담배의 기본적인 해악과 키에 미치는 영향에 대해서만 살펴보겠다.

우리나라는 흡연에 관해서는 선진국 수준에 든다. 2013년 통계에 의하면 한국인의 흡연율은 남자가 42.1% 내외, 여자가 6.2% 정도라고 한다. 특히 요즘은 거리에서도 여자들과 청소년들이 담배를 피우는 모습을 심심찮게 볼 수 있어 이들의 흡연율이 급격히 늘고 있음을 말해 준다.

"담배 한 대 피운다고 죽기야 하겠어?"라고 하겠지만, 그 한 대 때문에 죽어가는 사람이 엄청나다는 사실을 알아야 한다. 흡연이 인체에 미치는 악영향은 오래전부터 알려져 왔다. 1956년 영국의 역학연구자 돌(Doll)이 흡연이 폐암을 일으킨다는 사실을 밝혀낸 뒤 폐암, 후두암, 식도암 등 각종 암과 만성 기관지염, 폐기종 등의 원인이 흡연이라는 사실은 이제 상식이 되었다. 미국의 클린턴 전 대통령은 담배를 마약으로 규정했다.

자위행위로 인해 키가 안 클 수 있다?

청소년들의 가장 큰 고민은 학업과 성적이라고 한다. 이외에도 사춘기에는 성에 대한 문제가 심각하다. 특히 인터넷이 발달한 요즘은 성에 대한 호기심이 자칫 잘못된 방향으로 나갈 수도 있고, 심한 자위행위로 고민하는 경우도 있다. 실제로 필자의 홈페이지에 올라오는 질문 중에 자위행위에 대한 고민, 자위행위가 키에 미치는 영향 등에 대한 것이 많다.

그렇다면 사춘기의 자위행위가 키에 어떤 영향을 미칠까? 결론부터 말하자면 심한 자위행위는 키의 성장에 방해 요인이 될 수 있다.

한의학적으로 자위행위 시 나오는 정액과 뼈의 구성 물질은 근원이 같다. 그래서 과도한 자위행위로 정액을 많이 배출하면 뼈의 성장을 방해하며, 성 호르몬의 분비를 왕성하게 만들어 성장판이 빨리 닫힌다. 즉, 키가 덜 자라고 일찍 멈추게 만들 수 있다. 또 한의학적으로 신허(腎虛)를 유발해 키의 성장을 저해할 수 있다. 이외에도 과도한 자위행위는 스트레스를 주고, 자신만의 공간에 들어감으로써 우울증의 원인이 되기도 한다.

스테로이드제제 복용이 성장을 방해한다?

한 어머니가 여자아이를 데리고 내원했다. 필자는 아이를 보고 무심결에 참 건강한 아이구나 생각했다. 아이는 초등학교 5학년 정도로 또래보다 성숙해 보였다. 그런데 다음 순간 필자는 잠시 동안 멍해졌다. 진료 차트에는 분명 초등학교 1학년이라고 기재된 것이었다. 이어지는 어머니의 말씀도 마찬가지였다.

"얘가 이제 초등학교 1학년이에요. 그런데 이렇게 커 보이니 도대체 무슨 조화인지…."

성장 클리닉을 운영하는 필자로서도 깜짝 놀랄 일이었다. 아니, 초등학교 1학년이면 아직 애인데 이 키는 뭐고, 벌써 가슴 발육까지 시작되었다니, 요즘 아이들이 아무리 빠르다고 해도 이건 좀 심하다 싶었다. 아이가 만 7세에 키가 140cm 정도니, 또래 여자아이의 평균 신장에 비하면 약 20cm나 큰 상태였다.

정밀 검사 결과 의학적으로 '성조숙증'에 해당됨이 밝혀졌다. 아이가 어렸을 때 천식이 심해, 약으로 쓴 스테로이드제제가 원인이었다. 스테로이드제제는 성 호르몬제의 일종으로, 인체에 흡수되면 성적 발달을 촉진시키고 육체적으로 성숙하게 만드는 효능이 있다.

약을 쓸 당시 의사가 이 점에 대해 주의를 주었지만, 천식 때문에 숨도 못 쉴 지경이라 어쩔 수 없었다고 했다. 요즘에는 스테로이드제제를 별로 사용하지 않지만, 예전에는 천식이나 알러지성 비염, 아토피성 피부염, 심지어 감기 증상에도 많이 사용했다.

자세한 사항을 알고 아이를 진료해 보니 이미 사춘기가 시작되었고, 머지 않아 성장판도 닫혀 최종 키는 150cm가 안 될 것으로 보였다. 곧바로 치료에 들어가 처음 예측한 것보다는 어느 정도 컸지만 한계가 있었다.

이처럼 어릴 때 스테로이드제제를 사용하면 당시엔 성장이 왕성해지지만 빨리 성장하는 만큼 빨리 멈춰 최종 키는 작은 경우가 생긴다. 잠시 동안 병을 치료하기 위해 잘못 쓴 약이 아이의 평생을 망칠 수 있음을 알고, 아이에게 사용하는 약물은 반드시 의사와 상의해야 할 것이다.

키가 멈추면 성장 호르몬 분비도 멈춘다?

청소년기에 성장판이 닫히면 성장 호르몬의 분비도 멈추는 것으로 알고 있는 경우가 많다. 과연 그럴까? 결론부터 말하면 '그렇지 않다.' 성장 호르몬은 과연 언제까지 분비되는 것일까? 그리고 성장 호르몬이 분비되면 키가 계속 자랄까?

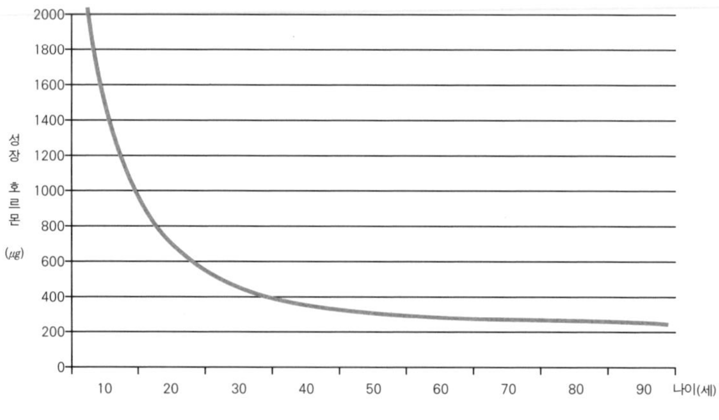

나이에 따른 성장 호르몬의 감소

성장 호르몬은 키가 자라는 데 절대적인 역할을 한다. 뇌하수체에서 분비된 성장 호르몬은 혈관을 통해 각각의 성장판에 영향을 주어 키를 자라게 한다.

성장 호르몬은 아기가 출생한 후, 아니 어머니 뱃속에 있을 때부터 황성하게 분비된다. 키가 급격히 자라는 사춘기에 성장 호르몬의 분비는 급격하게 늘어나고, 성 호르몬과 연계하여 키의 성장을 왕성하게 만든다. 그리고 드디어 정해진 키가 다 자라 성장판이 닫혀도 성장 호르몬은 계속 분비된다.

성장 호르몬은 20대 중반 이후 분비량이 점점 감소하다가 40대 중반이 지나면 급격히 줄어들지만 아주 멈추는 것은 아니다. 보통 20세 이후에는 평균적으로 10년마다 분비량이 15%씩 감소하여, 50대 이후에는 노화와 관계가 깊어진다. 즉, 성장 호르몬의 분비가 줄어들면서 인체 각 기관의 기능도 저하되어 노화가 진행되는 것이다. 50대 이후 급속한 노화 현상이 나타나는 것도 이 시기부터 성장 호르몬이 급격히 감소하기 때문이다.

대기 오염이 성장을 방해한다?

과학 기술이 발달하면서 생활은 편해졌지만 지불해야 할 대가도 만만치 않다. 그중에서 가장 광범위한 것은 대기 오염으로, 그 영향 또한 심각하다.

우리나라는 1970년대 이후 급속한 발전을 거듭한 결과, 요즘 서울에서 맑은 하늘을 볼 수 있는 날은 비가 많이 내린 다음날 정도다. 필자는 그런 날 서울에 있으면 길을 가다가도 한참 동안 서서 하늘을 바라본다.

'서울 하늘도 이렇게 아름다울 수가 있구나…' 감탄하면서 말이다.

필자는 1970년대 후반에 어떤 사람이 한 말을 지금도 생생히 기억한다.

"앞으로 얼마 안 가 물도 사먹어야 하고 그 값이 기름보다 비싸질 것이다."

그때 어린 필자를 비롯한 거의 모든 사람들은 그 사람의 정신이 약간 이상하다고 생각했다. 그런데 지금 우리는 분명 물을 사 먹으며, 그 값도 기름에 육박하고 있다.

이야기가 잠깐 옆으로 빠졌는데, 이렇게 심각한 대기 오염이 우리 아이들의 키 성장에 영향을 미칠까? 물론 영향을 미친다. 공기가 오염되면 그것으로 숨을 쉬는 우리 몸은 그만큼 저항력이 떨어지고, 각종 질병에 걸릴 확률도 높아지기 때문이다.

한번은 아버지가 171cm, 어머니가 152cm인데, 딸의 키가 144cm에서 멈춰 필자를 찾아온 경우가 있었다. 부모 쪽 직계 가족은 모든 큰 편이었다. 이런 터무니없는 결과에 적잖이 당혹했지만, 조사해 본 결과 사는 지역이 문제인 것 같았다. 그 가족은 전국에서도 공해 지역으로 유명한 곳에 살고 있었는데, 아이가 태어나기 전부터 오랫동안 그곳에서 살았다고 한다. 물론 이 경우 어머니도 큰 키가 아니고 정확한 연구 자료가 없어 단정 지어 말할 수는 없지만, 대기 오염과 공해가 아이의 키에 어느 정도 영향을 주었다고 생각한다.

우리 자녀가 건강하고 바르게 자라기를 바란다면 어른들이 좀 더 깨끗한 자연 환경을 만들도록 노력해야 할 것이다.

부모의 직업이 자녀의 키에 영향을 미친다?

연구소에 근무하는 연구원들이 유난히 딸을 많이 낳는다 하여 화제가 된 적이 있다. 화학 물질과 전자파가 부모의 유전자에 영향을 주어 딸을 낳게 만든다는 것이었는데, 당시에 필자는 그냥 웃고 넘겼다. 그런데 오랫동안 성장 클리닉을 운영하면서 부모의 직업이 자녀의 키에 큰 영향을 미친다는 사실을 확인할 수 있었다.

부모는 키가 큰데 자녀들은 매우 작은 경우를 종종 본다. 몰론 우스갯소리로 '닭이 오리알을 낳은 것'이 아니다. 이런 경우 부모님의 직업이 화학 물질 혹은 전자파의 영향을 많이 받는 연구소 연구원인 경우가 많다.

필자가 진료한 것 중에 기억에 남는 예가 있다.

아버지가 177cm, 어머니가161cm 정도인데, 아들의 키가 150cm대 중반에서 이미 성장판이 닫힌 상태였다. 외가 쪽 직계 가족과 아이의 병력까지 모두 살펴보았지만 명확한 원인을 찾을 수 없었다. 고심하던 필자는 아이 아버지의 직업을 알아보았다. 아버지는 전자파의 영향을 많이 받는 연구원으로, 아이를 갖기 전부터 오랫동안 연구소에서 근무해 왔다. 물론 전자파의 영향만은 아니겠지만, 아이에게 특별히 키가 작은 원인이 없는 점으로 미루어 아버지의 직업이 어느 정도 영향을 미친 것으로 보였다. 즉, 장기간 전자파에 노출된 아버지의 유전자가 변형되어 키가 작은 유전자를 갖게 되었을 가능성이 높았다.

제2장

키 안 크는 원인과 성조숙증

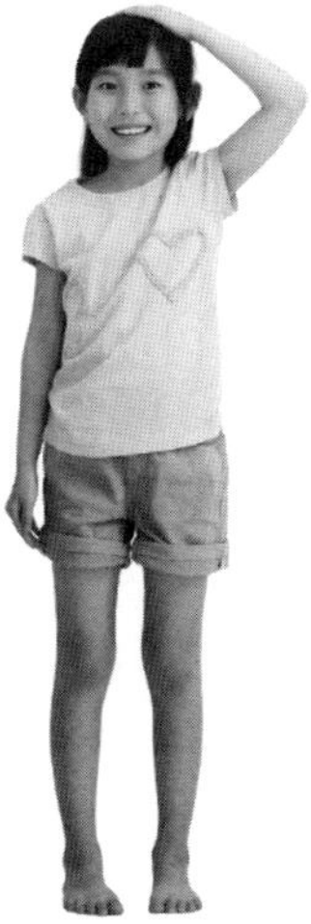

1
키 성장에 영향을 미치는 요인

유전

키 성장에서 유전은 가장 중요한 요소다. 사람들이 대부분 부모나 (외)조부모의 얼굴을 닮듯이 키도 마찬가지다. 하지만 얼굴이 닮았다고 해서 똑같지는 않은 것처럼, 키의 성장에 유전이 아주 중요한 역할을 하지만 후천적인 노력 여하에 따라 어느 정도 극복할 수 있다.

인종

사람은 민족 혹은 인종마다 각기 다른 자연 환경에서 각자의 생활 방식으로 오랜 시간 생활하다 보니 서로 다른 체격을 갖게 되었다. 대체로 백인종의 키가 가장 크고, 황인종의 키가 가장 작다. 흑인종은 종족마다 평균 신장의 차이가 크다. 그래서 세계에서 평균 신장이 가장 작은 종족과 큰 종족이 모두 흑인종이다.

연령

키는 연령에 따라서 자라는 단계가 있고 정도가 다르며, 성장 시기에 제한이 있다. 일반적으로 남자는 17~18세까지 자라고, 여자는 15~16세까지 자란다. 때문에 이 시기에 키가 잘 자라도록 노력해야 하며, 이때가 지나면 현재까지 개발된 어떤 방법으로도 키를 자라게 할 수 없다(수술 제외).

성별

여자와 남자는 키가 자라는 데 있어 서로 다른 과정과 시기를 겪는다. 여자의 급성장기는 12~13세 때로, 2차 성징도 이 시기에 나타난다. 그리고 중학교 2학년 정도면 성장판이 거의 닫힌다. 남자는 13~14세 때 급성장한다. 중학교 2학년 때 몽정을 하는 등 남성 호르몬의 분비 징후가 나타나고 성장판이 좁아지기 시작하여 고등학교 1학년 정도면 성장판이 닫힌다. 남자가 여자보다 급성장을 하는 시기나 성 호르몬이 분비되는 시기, 키가 멈추는 시기 등이 2년 정도 늦는 것이다.

호르몬

키의 성장과 가장 밀접한 관계가 있는 호르몬은 성장 호르몬, 성 호르몬, 갑상선 호르몬이다. 이 중에서 성 호르몬은 키를 멈추게 하는 작용도 한다. 출생 후 2년 동안 키는 2년에 20~22cm 자라는데, 이때 성장 호르몬과 갑상선 호르몬이 작용한다. 그 후에는 성장 호르몬의 영향을 받다가 사춘기에 접어들면 성장 호르몬과 성 호르몬의 작용으로 다시 1년에 8~12cm 급성장한다. 이후 성 호르몬의 영향으로 성장판이 닫히기 시작한다.

염색체

태아의 발생과 함께 결정되기 때문에 염색체에 이상이 있으면 각종 선천적인 질환이 나타나 치료가 거의 불가능하다. 염색체 이상으로 오는 질환들은 대부분 정상보다 훨씬 작은 키가 특징이다.

질병

생활 속에서 발생할 수 있는 후천적인 질환들 중에도 키가 자라는 데 방해 요인이 되는 것들이 많다. 요즘은 소화기 계통의 질환 외에도 아토피성 피부염, 알러지성 비염 같은 알러지성 질환이 많은 영향을 미치며, 영양 과다로 인한 비만 또한 성장에 방해가 된다.

사회 · 경제적 여건

평균 신장의 증가와 사회 · 경제적 발달은 떼려야 뗄 수 없는 관계다. 우리나라 또한 급속한 사회 · 경제적인 성장에 힘입어 평균 신장이 급격히 커지고 있다. 사회 · 경제적 발달은 영양 섭취를 충분하게 하고, 운동이나 문화생활로 인해 체력과 정신 건강을 증진시킨다. 이러한 요소는 자라는 청소년의 체격과 키가 왕성하게 성장하도록 돕는다.

지역적 상황

실제로 진료를 해보면 시골과 도시는 키의 성장에 있어서도 차이를 나타낸다. 지역의 사회 · 경제적 생활 수준, 부모의 학력, 자녀에 대한 관심도가 키의 성장에 영향을 주는 것으로 보인다. 아무래도 시골보다는 도시 사람들이 경제적으로 여유가 있어 자녀에게 충분한 영양을 공급해 주기 때문일 것이다.

평균 신장은 물론, 키가 자라는 형태도 지역별로 다르다. 채식을 많이 하는 시골 지역의 청소년은 사춘기가 조금 늦고, 키가 급성장을 보이는 시기와 멈추는 시기 또한 늦다. 즉, 키가 늦게 자라는 아이들이 많은 편이다. 이에 반해 대도시의 청소년은 동물성 음식의 과다 섭취로 사춘기가 빠르고, 2차 성징도 그만큼 빨리 나타난다. 따라서 일찍 크고 일찍 멈추는 경우가 많다.

우리나라에서 나고 자란 청소년과 미국에서 태어나고 그곳에서 사는 한국 청소년의 성장 형태를 비교한 결과가 재미있다. 흔히 미국인들과 함께 살면 음식 등의 영향으로 키가 클 것 같지만 실제로는 그렇지 않다. 육식과 탄산음료를 과다 섭취해 비만이 되는 경우가 많고, 사춘기가 굉장히 빨리 와 키가 일찍 크고 일찍 멈춘다. 게다가 클 때 성장 폭도 작아 한국에서 나고 자란 청소년들보다 평균 신장이 작은 편이다.

영양

영양은 키의 성장을 결정하는 후천적인 요인 중 가장 큰 역할을 한다. 요즘 아이들의 평균 신장이 40~50대 어른들보다 훨씬 큰 것은 모두 영양 때문이라고 할 수 있다. 하지만 과다한 영양 섭취는 오히려 성장 장애의 요소가 된다는 것을 알고 비만이 되지 않도록 조심해야 한다. 적절한 영양 공급은 특히 키가 급성장을 보이는 만 2세 이전이나 사춘기에 반드시 필요한 요소다.

스트레스

정신적 안정은 아이들의 키가 자라는 데 아주 중요한 요소다. 심한 스트레스나 불안감은 아이의 성장에 방해 요소가 될 수 있다. 결손 가정의 아이나 부부 싸움하는 모습을 자주 보는 자녀가 불안감으로 체중 저하 혹은 성장 부진을 나타내는 경우가 많다.

계절

동식물을 보면 계절에 따라 키가 크고 살이 찌는 정도가 다르다. 사람도 마찬가지인데, 아이들은 일반적으로 봄에 많이 크고 겨울에 덜 자란다. 예민한 아이들은 새학기 스트레스로 방학 때 많이 자라는 경우도 있지만, 대체로 사람도 식물처럼 봄에 키가 많이 자란다. 이때 적당한 운동과 영양 공급으로 성장을 유도해 주는 것이 좋다.

운동

운동은 키의 성장에 반드시 필요한 요소다. 그러나 모든 운동이 좋은 것은 아니며, 오히려 방해가 되는 운동도 있다. 키가 크기 위해서는 근육이나 관절을 뻗어 주고 가볍게 풀어 주는 운동이 좋다. 이때 하루 1시간씩 매일 규칙적으로 하는 것이 중요하다. 너무 적거나 많이 하면 오히려 성장을 방해할 수도 있다.

생활 습관

올바른 생활 습관은 건강한 육체, 건강한 정신을 만들어 성장을 유도할 수 있다. 요즘 아이들은 TV와 컴퓨터 때문에 늦게 자고 늦게 일어나는 경우가 많은데, 성장 호르몬은 오후 10시부터 다음날 오전 2시까지 가장 많이 분비된다. 이때 숙면을 취해야 잘 자라는 것이다.

2
성장판의 비밀

성장판이란?

성장판은 팔과 다리 등 길쭉한 뼈 끝부분에서 성장을 일으켜 사람의 키를 크게 하는 뼈의 한 부분을 가리킨다. 손가락, 발가락, 손목, 팔꿈치, 어깨, 발목, 무릎, 골반 등에 있으며, 연골로 만들어져 있기 때문에 성장판을 '골단연골'이라고도 한다.

사춘기 때 키가 급성장하다가 어느 순간 성장판이 닫히기 시작하는데, 이때 성장판을 닫히게 만드는 것은 성 호르몬(남자는 테스토스테론, 여자는 에스트로겐)이다. 성 호르몬이 분비되고 2~3년 지나면 성장판이 완전히 닫힌다.

성호르몬의 분비는 대개 2차 성징의 시작과 동일하게 볼 수 있다. 보통 여자아이는 초경이 시작되고, 남자아이는 수염이 나거나 변성기가 오는 등 2차 성징이 나타나는 사춘기를 지나서 2~3년 뒤면 성장판이 닫혀 키의 성장이 멈추게 된다. 이때가 남자는 고등학교 1~2학년, 여자는 중학교 2~3학년 무렵이다. 사춘기가 늦고 성 호르몬이 늦게 분비되면 당연히 키도 늦게까지 클 것이고, 사춘기가 빠르고 조숙하여 성 호르몬이 빨리 분비되면 키가 멈추는 시기 또한 빠를 것이다.

성장판이 닫힌다는 것은 문처럼 열려 있다가 닫히는 것이 아니라, 연골로 된 성장판의 세포 분열이 약해지면서 성장판의 위아래의 연한

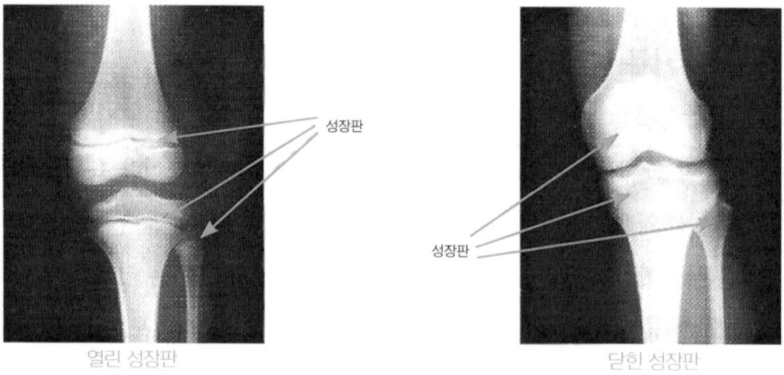

열린 성장판, 닫힌 성장판

부분이 점점 단단한 뼈로 고착화되는 것을 의미한다.

성장판이 한번 닫히면(단단한 뼈가 되면)다시 부드러운 연골이 될 수 없기 때문에 키 성장은 영원히 멈추게 된다. 현대 의술로도 이미 닫힌 성장판을 다시 여는 것은 불가능하다.

성장판은 모든 부분이 한꺼번에 닫히는 게 아니다. 다 같이 좁아지기는 하지만 부위별로 닫히는 시기 순서가 다르다. 일반적으로 손가락, 발가락 부위가 가장 먼저 닫히고, 키를 좌우하는 무릎 부위가 닫히고, 손목과 골반 부위가 가장 늦게 닫힌다.

성장판이 닫히는 원리를 이용해 성장판의 열려있는 정도와 상태를 살피면 앞으로 키가 얼마나 더 자랄지 계산할 수 있다. 여기서 유념해야 할 점은 성장 치료는 멈춘 키를 다시 자라게 하는 것이 아니라, 자랄 때 더욱 잘 자라도록 만드는 것이라는 사실이다. 그러므로 시기를 놓쳐 성장판이 모두 닫혀 키 성장이 멈추면, 성장 치료도 할 수 없다.

성장판 검사 방법

X-RAY

장점: 검사를 통해서 피부나 근육을 투과하여 뼈 상태, 성장판 상태를 보는 방법으로 정확도가 아주 높은 편이다.

단점: 방사선 노출에 대한 위험성이 있으나 노출량이 극히 미비하여 부작용에 대한 우려는 걱정하지 않아도 될 수준이다.

초음파검사

장점: 방사능 노출에 대한 위험이 전혀 없는 안전한 검사이다.

단점: 초음파 방식은 사실 성장판 검사를 위해서 만들어진 것이 아니라 골다공증과 같은 질병에 대한 검사를 위해 골밀도를 측정하는 용도로 만들어져 변형된 방식이다. 따라서 정확도가 현저히 떨어진다는 단점이 있어 실제로 전문 성장클리닉에서는 많이 사용하지 않는 방식이다.

성장판 검사 부위

성장판은 우리 몸속의 뼈 중에서 길게 생긴 모양의 뼈끝에 위치하고 있다. 손가락, 발가락, 손목, 발목, 팔꿈치, 무릎, 어깨, 고관절, 골반 등에 있다.

이러한 이유로 성장판 검사는 검사를 하는 의사마다 검사부위가 조금씩 다른데, 일반적으로는 손목을 보는 경우가 가장 많은 편이다. 그러나 사람의 상체와 하체가 발달하고 성숙되는 것이 다르므로, 가장 좋은 것은 상체 한 부위, 하체 한 부위를 검사하는 것이 좋다.

필자는 손은 왼쪽 손을 검사하는데, 이것은 보통 오른손잡이를 기준으로 특별히 많이 사용하지 않는 쪽을 검사하기 위해서이다. 다른 부위에 비해 유난히 많이 사용하는 부위를 검사하면 해당 부위는 다른 부위보다 더 발달하고 성숙해져 있어서 자칫 부정확한 검사 결과가 도출될 수 있기 때문이다.

X-RAY촬영의 필요성과 안정성

모든 질병은 최상의 치료를 위해서는 정확한 진단이 우선되어야 한다. 키 성장에 대한 치료 역시 정확한 진단이 필요하다. 정확한 진단을 통해서 앞으로의 성장 가능성, 즉 최대 어느 정도 키가 자랄 수 있을지, 성장이 더딘 편이라 늦게 자랄 가능성이 있는지, 반대로 현재는 크지만 일찍 성장이 멈춰 평균 이하의 키가 될지, 언제쯤 키가 멈추게 될지, 등 환자의 정확한 상태를 파악해야 치료의 필요성과 치료 시기, 치료 방법 등이 결정된다.

이와 같은 정확한 진단을 위해서는 성장판의 유무와 남은 정도, 골 연령과 달력상 나이와의 비교 등을 해야 한다. X-RAY 검사를 통해서 성장판 상태와 골 연령 상태를 측정해보는 것은 현존하는 방법 중 가장 정확한 방법이라 할 수 있다. X-RAY 또한 적게 찍을수록 좋지만, 매일 찍는 것이 아니라 3개월이나 6개월에 1회 정도 찍는 것은 전혀 걱정하지 않아도 된다.

진단을 목적으로 하는 X-RAY 단순 촬영 시 사용되는 X선의 양은 극히 미미한 정도여서 부작용은 걱정하지 않아도 된다. 더군다나 복부나 흉부 같은 부위가 아니라 팔이나 다리를 검사하는 경우 X선의 양은 더욱 적은 편에 해당된다.

3
최종 키 예측하는 골 연령

골 연령은 말 그대로 뼈의 나이를 말한다. 쉽게 말해 골 연령이란 육체의 나이로, 육체와 뼈의 성숙도, 발육 정도를 의미한다. 동갑이어도 조숙한 사람이 있고, 앳된 사람이 있다. 중학교 1학년 남자의 경우 어떤 아이는 이미 수염이 나고 골격도 형성되었지만, 아직 수염이 날 기미도 없고, 변성기도 오지 않은 아이도 있다. 여자의 경우 초등학교 6학년 때 초경을 하고 벌써 숙녀 티가 나는 아이가 있고, 초경은커녕 가슴도 전혀 발육되지 않아 어린이 같은 모습을 한 아이도 있다. 이렇듯 사람마다 나이는 같아도 육체의 성숙도는 조금씩 다르기 마련이다. 실제 나이와 골 연령은 조금씩 다른 경우가 많은 것이다. 사람마다 키가 멈추는 시기가 다른 것도 골 연령이 실제 나이와 다르기 때문이다.

골 연령을 측정해 보면 그 아이의 육체적인 성숙도와 키가 자라고 멈추는 형태를 알 수 있다. 즉, 키가 멈추는 시기와 최종 키를 예측할 수 있다. 골 연령은 일반적으로 손목뼈 사진을 보면 알 수 있다. 경우에 따라서는 팔꿈치나 어깨를 보기도 하는데, 손목과 무릎을 같이 보는 것이 가장 정확하다.

골 연령은 의학적으로 뼈 사진을 통해서 알 수 있지만, 일반 가정에서도 어느 정도 예측이 가능하다. 가슴 발육과 초경 시기, 변성기, 수염 등 체모의 발견 시기 등 또래에 비해 신체적으로 조숙하거나 어린 정도를 보면 성장이 빠르고 늦는 것은 알 수 있다는 말이다. 또 아기들은 치아가 나고, 걷고, 말하는 시기가 조금씩 다른데, 이러한 시기가 빠른 아이들이 대체로 골 연령이 많아 일찍 크고 일찍 멈춘다. 반대로 이러한 시기가 늦은 아이들은 골 연령이 실제 나이보다 어려 사춘기가 늦게 오고, 현재는 키가 작아도 나중에 클 수 있는 확률이 높다.

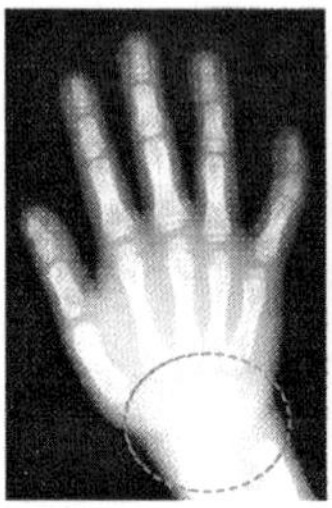
2세 된 아이의 손뼈

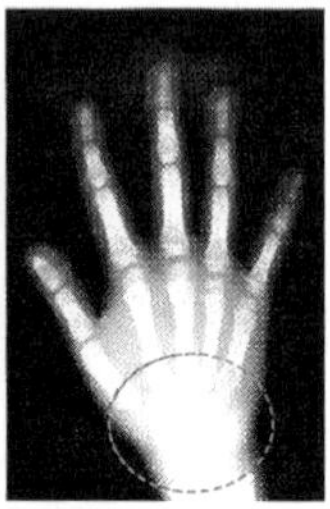
4세 된 아이의 손뼈

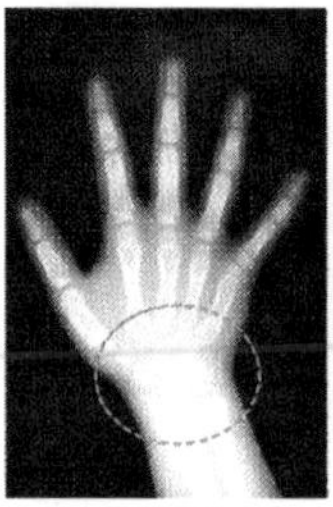
7세 된 아이의 손뼈

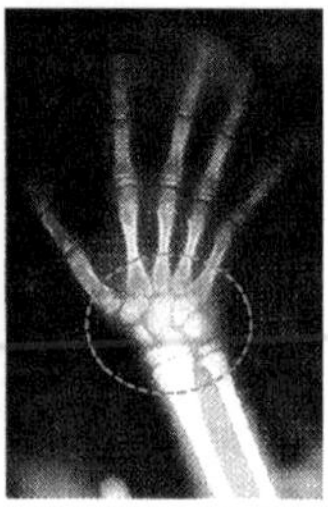
10세 된 아이의 손뼈

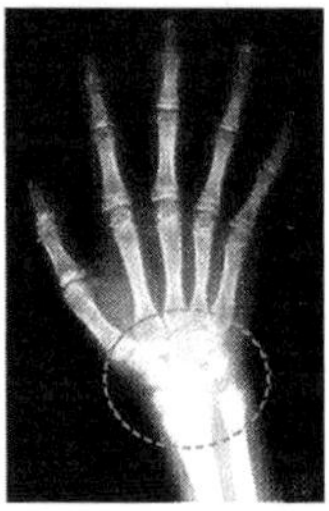
13세 된 아이의 손뼈

연령별 손뼈

4
지방과 성장 호르몬의 관계

노화를 방지한다 하여 요즘 TV나 신문에 자주 언급되는 것이 바로 성장 호르몬(growth hormone)이다. 하지만 이 호르몬의 중요 기능은 노화 방지가 아니라 키를 자라게 하는 것이다. 성장 호르몬은 과연 어떤 것이며, 어떻게 분비되고, 어떤 역할을 할까?

성장 호르몬은 글자 그대로 키 성장을 주도하는 호르몬이다. 사람의 성장에는 필요한 세 가지 요소가 있다. 뇌하수체에서 생산되는 성장 호르몬, 간에서 만들어지는 성장인자, 남자의 고환과 여자의 난소에서 비롯되는 성 호르몬이 그것이다. 이렇게 생산된 성장 호르몬, 성장인자, 성 호르몬은 사람이 태어나서 성장하고, 성적으로 성숙해서 성인이 되기까지 모든 신체 발육과 변화, 즉 키의 성장과 근육의 발달, 성적인 변화 등 신체의 성숙 과정을 주도하는 것이다.

이 중 키의 성장에 가장 중요한 요소인 성장 호르몬은 몸속에 어느 정도 있을까? 보통 어린이들이 왕성하게 성장하는 것을 보고 성장 호르몬이 많을 것이라 생각하겠지만 그렇지 않다. 사람마다 키와 체중이 달라 전체량은 알 수 없지만, 혈액 1cc에 10억 분의 5g 정도가 있으니 거의 없는 것과 마찬가지다. 이 정도만으로도 아이들이 왕성하게 성장하는 것을 보면 인간의 몸은 신비롭기만 하다.

성장 호르몬의 가장 중요한 작용은 청소년기에 키의 성장을 주도

한다는 점이다. 하지만 성장 호르몬은 키를 자라게 하는 것은 물론, 다른 여러 가지 기능도 동시에 하고 있다. 성장 호르몬의 기능은 다음과 같다.

첫째, 성장판의 성장을 촉진시켜 뼈의 길이가 성장하도록 돕는다.

둘째, 탄수화물 대사로 혈당을 높여 생명 활동을 하는 데 에너지원으로 사용하고, 근육에 힘을 공급한다.

셋째, 스트레스에 대처하여 몸의 활성을 조절하기 위한 반응을 한다.

넷째, 지방의 양을 줄여준다.

성장 호르몬의 기능 중에 지방의 양을 줄여준다는 의미는 즉, 지방을 분해하는 기능이다. 사춘기가 되면 성장 호르몬의 분비가 늘어나 1년에 8~12cm까지 급성장하고, 지방 분해가 원활해져 살이 빠진다. 따라서 한창 키가 크는 시기의 아이들은 살이 쭉 빠지는 경우가 많다. 이렇게 살이 빠지면서 키가 많이 크는 것을 보고 살이 키로 간다는 말을 하는 것이다.

하지만 알아두어야 할 것이 있다. 키가 한창 크는 이 시기에 지방이 적으면 성장 호르몬이 키를 자라게 하는 데 더 많이 사용될 수 있다는 점이다. 반대로 몸에 지방이 많으면 성장 호르몬이 그 지방을 분해하는 데 사용되어 키가 오히려 덜 자랄 수도 있다. 또 비만으로 지방이 과도한 아이들의 경우 성 호르몬 분비를 촉진하여 성장판이 빨리 닫히고 키가 일찍 멈춰서 작아질 수도 있다. 실제로 아이들을 진료하다 보면 급성장하는 사춘기에 몸에 지방이 적고 영양이 적당한 경우에는 1년에 10~14cm까지도 자라는데, 비만한 아이들은 1년에 6~8cm

만 자라기도 한다.

키가 자라는 데 영양 섭취가 매우 중요한 것은 사실이지만, 과도한 영양으로 인한 비만은 오히려 키를 작게 만들 수도 있다는 점을 알아야 한다.

성장 호르몬 분비 활성을 위한 숙면

키는 성장 호르몬의 절대적인 영향을 받는다. 그런데 이 성장 호르몬은 하루 종일 같은 양이 분비되는 것이 아니다. 잠잘 때나 운동할 때 가장 많이 분비되는데 그중에서도 잠을 자는 동안, 특히 오후 10시부터 다음날 오전 2시까지 가장 많이 분비된다.

어른들이 아이들에게 일찍 자고 일찍 일어나라고 하는 것도 바로 이 때문이다. 하지만 요즘 아이들에게 일찍 자는 것은 거의 불가능하다. 재미있는 TV 프로그램, 컴퓨터와 게임, 또 각종 학원과 과외 등으로 오후 10시는 한참 활동하는 시간이기 때문이다. 그래도 어쩌겠는가? 우리 몸의 시계는 현실을 반영해 주지 않으니 키가 크려면 일찍 자는 수밖에 없다.

잠을 잘 때는 숙면을 취할 수 있도록 주위 환경을 만들어 줘야 한다. 너무 푹신한 침대는 피하고, 가급적 바닥에 요를 두껍게 깔고 자는 것이 좋다. 베개는 조금 작은 듯한 것으로 뒷목 부위에 베고, 엎드리거나 옆으로 누워 새우잠을 자지 말고 바로 누워서 잔다. 이러한 수면 습관은 성장 호르몬의 분비를 왕성하게 하고, 척추와 관절을 올바르게 만들며, 내분비 기능을 정상으로 유지하는 데 도움을 준다.

담배와 성장 호르몬

예전에는 아무리 불량하다고 해도 길거리에서 담배 피우는 청소년을 찾아보기 힘들었다. 하지만 지금은 다르다. 고등학생의 30%가 흡연을 한다니 성인들보다 더 피운다는 말이 된다. 심지어 초등학생 흡연자도 있다고 한다.

청소년기에 담배를 피우면 그만큼 키가 자라지 않는다. 흡연 전과 후 성장 호르몬의 분비량을 측정한 결과, 흡연 후에는 분비량이 급격히 감소했다는 보고도 있다. 또 필자가 진료를 하면서 흡연하는 청소년의 성장판이 또래에 비해 훨씬 일찍 닫힌다는 사실을 확인했다. 한창 자랄 때의 흡연은 성장 호르몬의 분비량을 감소시켜 키의 성장에 막대한 장애가 될 수 있다.

노화와 성장 호르몬

성장 호르몬은 20대 중반 이후 분비량이 점점 감소하다가 40대 중반이 지나면 급격히 줄어들지만 아주 멈추는 것은 아니다. 보통 20세 이후에는 평균적으로 10년마다 분비량이 15%씩 감소하여, 50대 이후에는 노화와 관계가 깊어진다. 즉, 성장 호르몬의 분비가 줄어들면서 인체 각 기관의 기능도 저하되어 노화가 진행되는 것이다. 50대 이후 급속한 노화 현상이 나타나는 것도 이 시기부터 성장 호르몬이 급격히 감소하기 때문이다.

5
성 호르몬의 양면성

성 호르몬은 키의 성장에도 중요한 기능을 한다. 사춘기에 분비되기 시작하는 성 호르몬은 성장 호르몬과 상호 작용 하여 1년에 8~12cm씩 급성장하게 만든다. 하지만 이후 성 호르몬의 분비가 왕성해지면 오히려 성장판의 세포 분열을 약화시켜 키의 성장을 멈추게 하는 기능도 수행하니, 성 호르몬은 키 성장에 양면적인 얼굴을 가졌다고 할 수 있다.

호르몬 종류와 기능

호르몬	내분비 기관	기능
난포 자극 호르몬 황체형성 호르몬	뇌하수체 전엽	남녀의 생식기 발달을 촉진 • 고환 자극 - 정자 생성 촉진 • 난소 자극 - 배란 촉진
테스토스테론	고환 • 부신피질, 난소, 태반에서 분비(주로 고령, 임신 시)	남자의 생식기(성기, 고환) 발달 • 정자 생산 촉진 • 체모 생성 • 단단한 근육 • 성욕, 발기 촉진
에스트로겐	난소 • 부신피질, 태반, 고환에서 소량 분비	골격 발달 • 유선과 피하지방을 발달시킴 • 중추신경 자극 - 성욕 촉진
프로제스테론	• 난자 배출시에 만들어진 황체 • 태반	• 수정란이 자라도록 자궁 내벽을 부드럽고 두껍게 발달시킴 • 유선 발육 촉진 - 유즙 분비

6
성장 장애 자가진단

사회 변화에 따라 같은 증상임에도 새로운 질병이 되기도 하고, 병의 목록에서 빠지기도 한다. 즉, 예전에는 자연스런 현상이 요즘에는 질병으로 인식되기도 하고, 예전에는 질병으로 생각하던 것을 요즘은 오히려 선호하기도 한다. 특히 사람의 외모에서 이런 경향이 강하다.

60~70년대는 뚱뚱한 사람은 후덕하고, 부유해 보인다 하여 아이들 만화에도 지위가 높은 사람으로 등장했다. 즉, 당시 사장의 모습은 살이 찌고 배가 나왔으며 키가 조금 작은 듯하고 대머리로 표현되었다. 반면 가난하고 사회적 지위가 낮은 사람은 길쭉하고 마른 체형이 대부분이었다. 그럼 지금은? 완전히 반대다. 비만은 만병의 근원이며, 수술을 받아서라도 치료해야 할 심각한 질병으로 인식되고 있다.

키의 경우도 이제 옛날처럼 '키 큰 사람은 싱겁다'는 말을 쓰는 사람은 없다. '작은 사람이 단단해 보인다'는 말은 옛말이 되었고, 작은 키가 심각한 콤플렉스로 작용한다. 이러한 사회 현상으로 인해 작은 키를 의학적으로 질병의 범주에 포함시키기에 이르렀다.

그럼, 키가 어느 정도 작을 때 의학적인 질병으로 보는가?

의학적으로 키가 작은 사람을 '성장 장애', '왜소증', '저신장증' 이라고 표현한다. 성장 장애라는 병명도 최근 키에 대한 관심이 높아지면서 만들어진 것이다. 하지만 장애라는 표현만큼이나 커다란 질병은 아니고 사회 인식에 의한 질병이다. 즉, 작은 키에 대한 질병의 기준을 만들고, 의료 보험에 적용할 기준을 정하기 위한 병명일 뿐이다.

그럼 성장 장애란 어떤 병이며, 어느 정도까지를 성장 장애라고 보는가?

성장 장애란 키가 병적으로 작은 사람을 일컫는 말이다. 나이와 성별이 같은 사람들 중 작은 쪽으로 3%에 속하거나(즉, 100명 중 키 작은 순서로 3명 안에 드는 경우) 1년에 4cm 이하로 자라는 아이를 말한다. 하지만 이 기준이 큰 의미가 있는 것은 아니다. 평균에 비해서 3% 이내면 질병이니 치료를 해야 하고, 5%면 괜찮다는 것이 절대 아니라는 말이다. 3%에 들어도 자신감을 갖고 스트레스 없이 생활한다면 질병이 아니며, 키가 커도 상대적인 왜소감을 느껴 스트레스를 받는다면 성장 장애라고 할 수 있다.

실제 진료를 하다 보면 성장 장애의 범주에 해당되어 치료 받으러 오는 경우는 전체의 20% 정도다. 키가 조금 작거나, 현재는 작지 않아도 더 많이 크고 싶거나, 직업 혹은 진로 때문이거나, 작은 것에 한이 맺힌 부모가 아이를 데리고 오는 경우가 대부분이다.

이렇듯 의학적으로 성장 장애라는 병명을 붙일 수 있는 경우는 3%에 지나지 않지만, 상대적인 성장 장애감을 갖는 경우는 50% 이상이라도 해도 지나친 말은 아닐 것이다.

7
성조숙증 자가 진단법

성조숙증

성조숙증은 성호르몬 분비나 사춘기, 키가 멈추는 시기가 같은 또래 같은 성별에 비해 2년 이상 빠른 것을 말한다. 정신적, 신체적으로 준비되지 않은 상태에서 2차 성징이 찾아오면 정신적인 상처와 키 성장도 일찍 끝나 버리게 된다.

요즘 성장기 아이들을 보면 부모님들마저도 깜짝 깜짝 놀랄 정도로 사춘기도 빠르고 키도 일찍 크고 일찍 멈춘다. 남자아이들의 경우 초등학교 6학년 정도면 변성기나 체모형성이 되고, 키가 멈추는 시기 또한 평균 고등학교 1학년 정도면 성장판이 닫히고 키가 멈추며, 여자 아이들의 경우는 더욱 빨라서 초등학교 5, 6학년 정도면 가슴 발달과 초경이 나타나 중학교 2, 3학년 정도면 성장판이 닫히고 키가 멈추는 현상이 나타나고 있다.

심지어 초등학교 3, 4학년 정도에 초경을 하고 초등학교를 졸업하기도 전에 성장판이 닫히고 키가 멈추는 경우도 종종 볼 수 있다. 이러한 경우 또래 평균보다 2년 이상 사춘기, 성호르몬 분비 시기, 키가 멈추는 시기가 빠른 성조숙증에 해당이 되는 경우도 많아 자녀를 둔 부모님들이 걱정이 많은 편이다.

그런데 사실 이러한 성조숙증이 문제라기보다는 평균적인 사춘기나 키가 멈추는 시기가 너무 빠른 것이 문제라는 것이다. 성조숙증은 요즘 아이들 뿐 아니라 과거 부모님들의 세대에서도 많이 있었다. 과거 부모님들의 세대에 남들이 중학교 2, 3학년에 초경을 할 때 초등학교 6학년 정도에 초경을 하는 경우도 얼마든지 있었으니 성조숙증은 요즘만의 질병은 아니다. 단지 예전에 비해 너무 빨라졌고, 점점 빨라지고 있는 것이 문제이다.

성조숙증의 원인으로는 유전, 동물성 음식의 과다 섭취, 비만, 성호르몬제가 포함된 약물의 사용, 인스턴트 음식 섭취, 운동 부족, 과도한 스트레스, 전자파, 공해, 화학 물질 등이 있다.

진단법 및 진료 시기

의학적 진단법

성조숙증은 간단히 뼈 사진을 통해서 알아볼 수 있다. 사람에게는 달력상 나이가 있듯이, 골 연령, 즉 육체적인 나이가 있고 이러한 골 연령은 뼈 사진을 통해서 알아볼 수 있다. 일반적으로 손과 무릎의 뼈 사진을 찍어서 골 연령을 측정하고 달력상 나이와 비교하게 된다.

만일 골 연령이 달력상 나이보다 어리면 나이에 비해 육체적으로 어려서 사춘기도 늦게 오고, 키도 늦게 크는 지연 성장에 해당되는 것이고, 골 연령이 달력상 나이보다 많으면 나이에 비해 육체적으로 조숙해서 사춘기도 빨리 오고, 키도 일찍 멈추게 되는 조기 성장에 해당되는 것이며 골 연령이 달력상 나이보다 2년 이상 많으면 성조숙증이라는 질병의 기준에 해당된다.

자가 진단법

- 출생 이후 치아가 형성되는 시기, 말하거나 걷거나 하는 등의 발육이 빠르다.
- 부모나 부모의 형제, 할아버지, 할머니 등 가족 중 키가 일찍 크고 일찍 멈추는 식의 성장 과정을 겪은 경우가 많다.
- 2차 성징이 또래에 비해 빨리 나타난다.
- 키에 비해 체중이 많이 나가고 몸에 지방이 많다.
- 체질적으로 열성이라 몸에 열이 많고 땀을 많이 흘린다.
- 아토피성 피부염, 알러지성 비염, 천식 등 알러지성 질환으로 어릴 때 스테로이드제제를 장기간 사용했다.
- 육체적인 것뿐 아니라 정신적으로 조숙하다.

성조숙증 진료 적정 시기

부모님 중 한분이 일찍 키가 멈추었거나 아이가 조숙한 것 같은 느낌이 들었을 때, 과연 검사를 언제 받는 것이 좋을까? 만 5세가 넘어서면 빠를수록 좋다. 만 5세 정도만 넘어서면 간단한 검사를 통해 아이가 다른 아이들에 비해 사춘기가 빠를지 늦을지, 언제쯤 사춘기가 나타날지, 키가 일찍 클지 늦게 클지, 몇 cm 정도까지 자랄지 등을 알 수 있으므로 빨리 검사하는 것이 좋다. 일찍 검사해서 안 좋은 검사 결과가 나오면 사춘기까지 치료나 생활 조절을 통하여 어느 정도까지는 극복이 가능하기 때문이다.

한방치료

앞에서 성조숙증의 원인을 이미 밝힌 바 있는데, 여기에 더하여 한의학적인 원인으로 성조숙증은 한의학에서 습열(濕熱)과 관련이 아주 깊다. 특히 비위(脾胃), 신(腎)에 습열이 쌓여서 나타나는 경우가 많고, 사려과다 즉 과도한 스트레스 등의 정신적인 요소가 원인이 될 수 있다.

이러한 한의학적인 원인에 근거하여 치료하는데, 먼저 성조숙증이 나타나는 원인을 분석하여 후천적인 원인 즉 식생활, 비만, 스트레스, 알러지 질환, 운동 부족 등이 원인이 되어 나타난다면 이러한 원인을 한의학적인 치료와 생활 지도를 통해 조절해 주고, 만일 유전으로 인한 경우에는 체질과 내부 장기 상태를 파악하여 관련 장기를 조절해 주어 치료한다.

자가 예방법

- 자신의 키에 맞는 체중을 유지할 것
- 체중에 맞는 체지방률을 조절할 것
- 고기만 먹고 야채는 적게 먹는 불균형한 음식 섭취를 피할 것
- 인스턴트 음식, 탄산음료 섭취를 줄일 것
- 매일 규칙적인 운동을 할 것(하루 1시간 이상)
- 학업에 대한 스트레스 등 지나친 스트레스는 피할 것
- 올바른 수면 습관을 가질 것
- 컴퓨터나 TV의 장시간 사용을 피할 것

8
키 안 크는 원인과 완치 사례

성장 장애의 원인으로는 크게 두 가지, 즉 저신장증과 왜소증이 있다. 저신장증은 검사상 정상이면서 원인 없이 키가 작은 것을 말하는데 가족적 저신장증, 체질적 저신장증, 체질적 성조숙증 등이 있다.

왜소증은 기질적인 원인으로 키가 작은 것을 일컬으며 원시왜소증, 만성 질환에 의한 왜소증, 선천적 질환에 의한 왜소증, 호르몬 결핍에 의한 왜소증, 척추 변형에 의한 왜소증 등이 있다.

1)저신장증

가족적 저신장증

부모, (외)조부모 등 가족 중에 키가 작은 사람이 있어 아이의 키가 작은 경우이며, 실제 50% 이상이 여기에 속하며, 우리나라에서 가장 흔히 볼 수 있다.

⇨ 가족적 저신장증의 치료 예

이○○ (1985년 10월생, 남)

이 아이가 필자의 병원에 처음 온 것은 만 13세 때인 1998년이다. 당시 아이의 키는 142cm로 또래의 평균 신장에 비해 13cm 정도 작았다. 부모님의 키를 측정해 본 결과 아버지는 162cm, 어머니는

148cm였고, 조부모 또한 작다고 했다. 아이에게 특별한 병력이나 질환도 없어, 유전에 의한 가족적 저신장증으로 진단되었다. 진료 결과 최종 키는 165cm 정도였다.

이런 상황을 부모님께 말씀드리고 치료를 시작했다. 두 달에 한 번씩 성장탕 등으로 치료한 결과 1년간 8cm 정도 성장을 보였고, 이후에도 성장의 폭은 계속 유지되었다. 지속적으로 치료한 결과 현재 176cm다. 또래의 평균 신장인 173.4cm를 넘어선 것이다.

이처럼 일찍 치료를 시작하면 유전적인 요소 때문에 키가 작더라도 좋은 효과를 볼 수 있다.

체질적 저신장증

키가 자라는 형태는 사람마다 조금씩 다르다. 일찍 크고 일찍 멈추는 사람도 있고, 현재는 작지만 남들에 비해 육체적 성숙과 발육이 서서히 일어나 사춘기와 키의 성장이 멈추는 시기가 늦는 경우도 있다.

체질적 저신장증은 후자에 해당되는 것으로, 현재는 또래보다 작지만 늦게 커서 나중에는 평균 신장을 능가하는 경우를 말한다. 이것은 성장 장애가 아니라 '성장 지연'으로, 골 연령 측정을 통해 알 수 있다. 부모가 늦게 큰 경우 유전의 영향으로 자녀에게도 이런 현상이 나타나는 일이 많다.

⇨ 체질적 저신장증의 치료 예

최○○(1982년 7월생, 남)

이 아이는 1998년 봄에 필자를 찾아왔다. 당시 만 16세이고 키는

143cm로, 또래의 평균 신장보다 자그마치 27cm나 작았다. 부모님도 아이가 너무 작아 장애일 것이라고 생각하고 병원에 갈 생각도 하지 않다가 혹시나 하는 마음에 필자를 찾아왔다고 했다. 측정을 해보니 아버지의 키가 159cm, 어머니는 158cm였다.

그런데 부모님과 대화하는 도중에 희망을 갖게 하는 대목이 있었다. 어머니가 초경도 늦게 했고, 키도 작다가 나중에 많이 컸다는 것이다. 아이도 또래의 남자아이들과 달리 아직 수염도 없고 목소리도 여성스러워 2차 성징이 시작되지 않은 듯했다. 정밀 진단 결과 육체적 성숙이 아주 늦는 것으로 나왔다. 이처럼 실제 나이와 골 연령의 차이가 많은 것은 드문 경우인데, 어릴 때 아토피성 피부염을 심하게 앓은 것이 골 연령의 성숙을 방해한 것으로 보였다.

치료를 시작하자 놀랄 만한 성장 속도를 보였고, 키는 고등학교 3학년까지 계속 자랐다. 그러자 더는 병원에 오지 않아 소식이 끊겼는데, 얼마 전에 아이에게서 이메일이 왔다. 자신의 키가 170cm를 넘었다는 내용이었다.

성장 장애의 원인

- 저신장증 – 검사상 정상이면서 원인 없이 키가 작은 것
  - 가족적 저신장증
  - 체질적 저신장증
  - 체질적 성조숙증

- 왜소증 – 기질적인 원인으로 키가 작은 것
  - 원시 왜소증
  - 만성 질환에 의한 왜소증
  - 선천적 질환에 의한 왜소증
  - 호르몬 결핍에 의한 왜소증
  - 척추 변형에 의한 왜소증

체질적 성조숙증

요즘 유난히 크고 육체적 발육도 왕성하여 또래에 비해 나이가 많아 보이는 아이들을 자주 볼 수 있다. 초등학교 졸업 이전에 2차 성징이 나타나는 경우도 흔한 일이다. 이처럼 현재 키가 크다 해도 육체적으로 조숙하다면 걱정해 봐야 한다. 앞에서 말했듯이 육체적으로 조숙하여 2차 성징이 빨리 오면 키의 성장이 일찍 멈춰서 최종 키가 작아질 수 있기 때문이다.

이런 경우 실제 나이에 비해서 골 연령이 많으며, 부모의 키가 일찍 크고 일찍 멈춘 유전적 원인이 대부분이다. 하지만 요즘은 동물성 음식 섭취와 영양과다, 체지방 증가 등이 원인이 되어 조숙해지는 경우가 많다. 간혹 알러지성 비염, 아토피성 피부염, 중이염, 천식 등의 질환으로 스테로이드제제를 복용해서 나타나는 경우도 있다.

2)왜소증

원시왜소증

태아가 자궁 내에서 발육이 제대로 안 돼 저체중아로 태어나는 경우다. 태어나서는 정상적으로 자란다 해도 출생시 작은 부분이 그대로 유지되는 것이 문제다. 원인은 산모의 입덧, 영양 부족, 임신 중독, 흡연이나 과도한 스트레스 등이 많고, 쌍둥이가 왜소한 경우도 여기에 해당된다.

⇨원시왜소증의 치료 예

성○○(1991년 3월생, 남)

이 아이가 필자를 처음 찾아온 것은 만 8세 때인 1999년이다. 당시 아이의 키는 121cm로, 또래의 평균 신장에 비해 8.5cm 정도 작았다. 특별한 병력이나 이상 증상이 없었고, 부모님도 아버지172cm, 어머니 159cm로 평균 신장이었다. 문제라면 어머니의 몸이 약해 조산하는 바람에 아이가 출생시 2.2kg에 45cm였다는 것뿐이었다. 하지만 출생 이후에는 거의 정상적인 성장을 보였다. 즉, 출생 후에는 정상적인 성장을 하지만 출생시 작은 부분이 유지되는 것으로, 원시왜소증에 해당되는 상태였다.

치료를 시작하여 1년 6개월간 약을 처방했더니 왕성한 성장을 보이기 시작했다. 현재는 146cm로 또래의 평균 신장에 비해 4cm 정도 작은 상태다. 이런 추세로 계속 자란다면 최종 키는 작지 않을 것으로 보인다.

만성 질환에 의한 왜소증

아이가 자라면서 각종 질환에 걸리는 것은 자연스러운 일이지만, 지속적인 만성 질환은 키가 자라는 데 큰 영향을 미칠 수 있다. 특히 식욕 부진, 소화 불량, 설사, 변비 등 소화기 질환이나 잦은 감기, 만성 기침, 천식, 비염과 같은 호흡기 질환, 아토피성 피부염, 알러지성 비염, 알러지성 천식 등 알러지성 질환은 키가 자라는 데 방해 요소로 작용할 가능성이 높다. 비만 역시 키가 자라는 데 방해가 된다. 앞서 말했듯이 키가 자라기 위해서는 충분한 영양 섭취가 꼭 필요하지만, 영양 과다는 오히려 방해 요소가 될 수 있다.

⇨만성 질환에 의한 왜소증의 치료 예

이○○(1986년 5월생, 남)

필자를 찾아온 1998년에 아이는 만 9세였다. 키는 또래의 평균 신장에 비해 13cm나 작은 119cm로, 성장 장애에 해당될 정도였다. 부모님도 작은 편이어서 아버지가 166cm, 어머니가 152cm였다.

유전의 영향도 문제지만, 어려서부터 아토피성 피부염과 알러지성 비염이 심해서 그때까지도 고생을 하고 있었다. 이런 경우 성장 발육에 방해 요인이 되는 질환을 치료하는 것이 먼저다. 아토피성 피부염과 알러지성 비염이 서서히 나아감에 따라 1년에 5~6cm 자라던 성장 폭이 6.7~7cm로 커졌다. 그 뒤 본격적인 치료에 들어가자 더욱 왕성한 성장을 보여, 현재는 14세의 평균 신장보다 4cm가량 작은 160cm가 되었다.

선천적 질환에 의한 왜소증

의외로 염색체 이상과 같은 선천적 이상으로 키가 작은 아이들이 많다. 이런 경우 최종 키가 100~140cm로 성인의 평균 신장에 비해서 월등히 작다. 연골무형성증, 다운증후군, 터너증후군, 몰키오신드롬 등이 염색체 질환에 해당된다.

현재 의술로는 이러한 질환 자체를 완전히 치료할 수는 없고, 단지 좀 더 크게 만들어줌으로써 사회에 적응하는 데 작으나마 도움을 주는 실정이다.

호르몬 결핍에 의한 왜소증

호르몬은 키가 자라는 데 촉매제와 같은 역할을 한다. 성장 호르몬, 인슐린, 갑상선 호르몬 등의 분비에 이상이 생겨 키가 잘 자라지 않는 것이 이 경우에 해당된다.

⇨호르몬 결핍에 의한 왜소증의 치료 예

정○○(1986년 11월생, 남)

이 아이는 만 13세 때인 1999년에 필자를 찾아왔다. 아버지 164cm, 어머니 161cm, 아이 147cm였다. 당시 아이는 평균 신장에 비해 7cm 정도 작았는데, 키 때문에 스트레스가 많았다. 특히 서울 강남에 살다 보니 또래의 평균 신장과 차이가 더 컸다. 검사상 아이에게 성장 호르몬이 부족한 것으로 밝혀졌다.

성장 호르몬 분비를 도와주는 처방을 했더니 6개월 후 성장 호르몬이 왕성하게 분비되었다. 키도 부지런히 커서 현재는 171cm인데, 아직 성장판이 완전히 닫히지 않아 더 자랄 것으로 보인다.

척추 변형에 의한 왜소증

인간이 동물과 외관상 가장 많이 다른 점이 바로 직립보행을 한다는 것이다. 인간에게 척추는 기둥과 같은 역할을 하는데, 그만큼 척추 질환이 많이 생긴다. 더구나 요즘처럼 책상에 앉아 있는 시간이 길고, 푹신한 침대를 사용하면 질환은 많아질 수밖에 없다.

통계에 의하면 우리나라 초 · 중학생의 3분의 2가 조금씩이라도 척추에 이상이 있으며, 그중 3분의 1은 치료를 해야 하는 정도라고 한다. 척추측만증, 척추과다 · 과소 전만증 등의 질환은 척추 곡선에 질병이 생긴 것으로 키가 자라는 데 큰 영향을 미칠 수 있고, 척추 곡선의 이상으로 키를 2~4cm나 손해 볼 수 있다. 심한 경우에는 치료를 해야 하지만, 평소에 올바른 자세로 생활하는 습관을 들이면 어느 정도 교정 효과를 볼 수 있다.

⇨척추 변형에 의한 왜소증의 치료 예

김○○(1986년 5월생, 여)

처음 필자를 찾아온 때는 1998년으로 당시 나이는 만12세였다. 키는 또래의 평균 신장에 비해 7.5cm가 작은 145cm였다. 아버지가 166cm, 어머니가 153cm로 부모가 큰 편은 아니었지만, 문제는 아이가 척추측만증 진단을 받은 적이 있다는 것이었다. 검사해 보았더니 역시 척추가 20도 이상 휜 상태였다.

마침 여름방학 직전이라 석 달 동안 이틀에 한 번씩 추나 요법으로 치료하면서, 척추를 강화시키는 약을 처방했다. 석 달 후에는 척추가 어느 정도 정상을 회복했고, 키 또한 왕성한 성장을 보여 현재는

161cm로 평균 신장이 되었다.

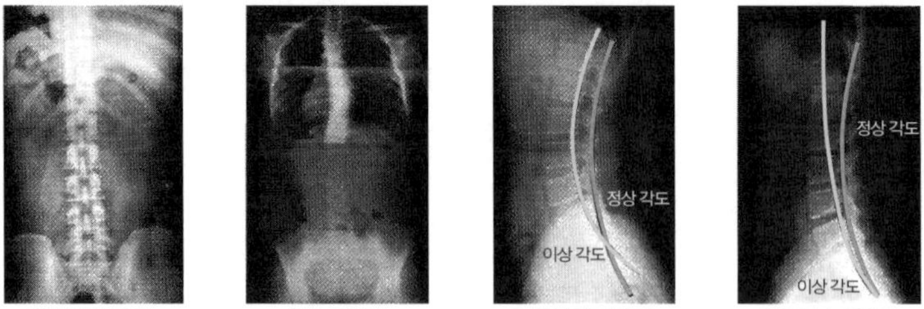

정상인의 척추　척추측만증　척추과다전만증　척추과소전만증

척추 사진

키·톡

198cm 아이가 성장 치료를 받는다고요?

큰 키를 선호하는 것이 사회적으로 보편화되었고, 특히 운동선수들은 직업과 관련되기 때문에 유독 키가 큰 경우가 많다. 필자의 한의원에도 운동선수들이 더 크고 싶어 찾아오는 경우가 많다. 한번은 이런 일이 있었다.

중년의 어른이 진료실에 들어서는데 필자는 깜짝 놀랐다. 키가 190cm 정도 되었기 때문이다. 그리고 뒤이어 고등학생인 듯한 아이가 들어왔는데, 2m는 되어 보였다. 키 큰 사람을 많이 보아온 필자로서도 부자의 키에는 감탄사가 나왔다. 진료실 천장에 머리가 닿을 정도였다. 키를 측정해 본 결과 아버지는 191cm, 아이는 198cm였다.

필자는 순간 의문이 들었다. '운동선수니까 키가 크겠지만 저 정도면 어떤 운동에도 작은 키가 아닌데, 뭐하러 여기에 왔지?' 아이의 아버지가 필자의 의문을 풀어주었다.

"지금 좋은 키인 줄은 압니다. 하지만 배구선수로 성공하려면 205cm는 되어야 하지 않겠습니까?"

1년 전에 비해 요즘엔 거의 자라지 않아 205cm를 만들려고 왔다는 것이다. 순간 필자는 성장 치료 전문 한의사 이전에 건강을 다루는 한의사로서 혼동이 오기 시작했다. 물론 갈수록 커지는 배구선수들을 볼 때 2m 이상은 돼야 한다는 아버지의 말씀에도 일리는 있다. 하지만 동양인의 신체 구조상 190cm를 넘어서면 심장 등 내부 기관에 무리를 주거나 근골격계에 이상을 초래할 수도 있다. 너무 큰 키는 건강에 절대 좋지 않은 것이다.

다행히 진료 결과 아이는 유전적으로 키가 클 체질이고 건강하게 자랐으며, 체형 또한 균형이 잡혀 있는 상태였다. 성장판도 완전히 닫히지 않아 치료하면 아버지가 원하는 정도까지 클 수 있을 것으로 보였다.

필자는 키가 너무 큰 사람들이 약해지기 쉬운 근골격계와 심장을 보강해 줄 수 있는 방법 위주로 처방을 했다. 하지만 아들의 건강보다 운동선수로서의 성공을 더 중요시하는 아버지의 욕심을 보는 듯해 한편으로는 씁쓸했다.

3)거인증, 말단비대증

키가 평균보다 작은 것이 성장 장애라면, 키가 이상적으로 큰 것은 거인증, 말단비대증이다. 한번은 중학교 1학년 여자아이가 부모님과 내원했는데, 이 아이의 키는 무려 182cm였다. 부모님도 아버지가 187cm, 어머니가 176cm였고, 대대로 가족이 모두 크다고 했다. 중학생, 그것도 여자아이의 키 치고는 너무 커서 친구들에게 놀림을 받는 것은 물론, 나중에 결혼할 때도 문제가 될듯하여 키의 성장을 멈추게 해달라고 온 것이었다. 즉, 키를 자라게 하는 의사니까 자라는 키를 멈추게 하는 방법도 알지 않을까 해서 왔다고 했다.

애석하게도 키가 자라지 않도록 해주는 치료법은 아직 없는 상태지만, 사정이 딱해 보여 필자가 알고 있는 지식을 최대한 동원해 보았다. 6개월 뒤 다시 만나 보았더니 그새 2cm가 더 큰 상태였다.

이와 같은 증상을 거인증이라고 할 수 있는데, 거인증의 기준은 조금씩 다르다. 동양인이 2m 이상이면 거인증으로 보기도 하고, 나이와 성별이 같은 어린이 중 큰 쪽에서 3%에 해당하는 경우(즉, 키 순서로 100명 중 97번째 이상)를 거인증으로 보기도 한다. 하지만 이 경우는 거인증이라기보다는 저신장의 반대인 고신장이라고 봐야 옳을 것이다.

이러한 거인증에는 건강상 이상이 없고 신체 균형도 정상인 상태에서 부모나 가족 중에 키가 큰 사람이 있어 나타나는 체질 · 유전적인 경우가 있다. 그리고 내분비선 이상으로 오는 뇌하수체성 거인증이 있다. 거인증이라도 건강상 이상이 없는 유전적 경우는 괜찮기 때문에 여기서는 뇌하수체성 거인증에 대해 살펴보겠다.

이 증세는 뇌하수체 전엽의 호산성(好酸性) 세포의 이상 증식이나 선종(腺腫)이 성장 호르몬의 과다 분비를 유발, 전신이 거대 발육하여 평균보다 훨씬 커지는 현상이다. 뇌하수체 전엽의 기능 항진이 성장판이 열려 있는 시기에 일어나면 거인증이 되고, 성장판이 닫힌 이후에 일어나면 신체의 말단 혹은 선단부가 거대 발육하는 말단 비대증이 된다.

거인증의 임상 징후를 살펴보면, 유아기에 평균 이상의 발육 징후가 있고 10~15세에 두드러지게 거대 발육 양상을 나타낸다. 신체의 각 부분은 대체로 균형이 잡혀 있으나, 몸통보다 사지의 발육이 더하기 때문에 상반신보다 하반신이 길다. 지능과 성욕은 정상인과 같으나, 때로는 지능 발육이 연령에 비해 다소 늦고 성욕이 약간 조숙하다. 말단비대증에 비하면 종양이 원인이 되는 경우는 드물다. 당뇨병을 수반하기도 하는데 20세가 넘으면 뇌하수체의 기능이 저하되어 감염증이나 그 밖의 합병증이 유발되는 경우가 많다.

이렇듯 세상에는 키가 너무 작아 고민하는 사람이 있는가 하면, 키가 너무 커서 치료를 받아야 하는 경우도 있다.

9
한의학에서 말하는 성장 질환

성장 장애라 하면 흔히 현대에 생긴 새로운 질병으로 생각하기 쉽다. 하지만 한의학의 기록을 보면 고대부터 사람들이 이 분야에 관심을 가졌음을 알 수 있다. 물론 병명과 이름은 약간씩 다르다. 한의학의 고전에서는 성장 장애라는 말 대신 오연, 오지, 감증 등으로 표현했고, 그 외에도 소아의 성장에 관한 해로, 신함, 태겁, 태수, 태약 등 여러 가지 기록이 있다.

최근의 성장 장애에 대한 한의학적 치료법도 이런 기록을 바탕으로 연구되고 있다. 고대부터 내려오는 질병을 개략적으로 알아두어 자녀에게 이런 증상이 나타나면 서둘러 치료하는 것이 좋다.

오연증(伍軟症)

오연증이란 머리와 목, 손, 발, 입, 피부와 근육이 허약하고 무력한 증상을 말한다. 두항연(頭項軟)은 머리와 목이 무력하여 목을 가누거나 머리를 지지할 수 없고, 수족연(手足軟)은 사지가 무력한 것이며, 수연(手軟)은 손으로 쥐거나 들 수 없고, 족연(足軟)은 보행을 할 수 없는 것이며, 구연(口軟)은 입과 치아가 허약해 음식을 씹을 수 없으며, 기육연(肌肉軟)은 피부와 근육의 허약과 무력증이다.

이상의 5가지 연증(軟症)인 오연증은 신생부터 만 5~6세의 소아에게 나타나는 질환으로, 소아의 성장 발육에 영향을 미친다.

원인

첫째, 부모의 허약 체질과 정혈 부족, 임신 기간 중 모체의 허약병증 등으로 태아의 영양 부족에서 일어난다.

둘째, 소아의 영양 부족 등 후천적인 영양의 부조화 , 후천적인 만성 소모성 질환으로 간장, 비장, 신장이 손상되어 나타난다.

오지증(伍遲症)

오지란 입지, 행지, 발지, 치지, 어지를 말한다.

입지(立遲)는 똑바로 서 있지 못하는 것이고, 행지(行遲)는 근육과 골격이 약해 걷지 못하는 것이며, 발지(髮遲)는 머리카락이 약하고 잘 자라지 않는 것이고, 치지(齒遲)는 이가 늦도록 나지 않는 것이며, 어지(語遲)는 언어의 구사가 늦는 것이다. 즉, 신체 발달이 느려지는(지연되는) 증상이다.

소아가 일정한 시기가 되어도 또래에 비해서 성장 발육이 늦으면 오지증으로 볼 수 있다. 이 경우는 흔히 늦게 크는 아이들이 해당된다. 출생 후 모든 발육 과정이 늦고, 사춘기나 급성장기 또한 늦게 오며, 성장판이 닫히고 키가 멈추는 시기도 늦어지는 것이 일반적이다.

원인

부모 기혈(氣血)이 약해 소아의 선천(先天)이 허약하고, 출생 후 신기(腎氣)와 기혈이 부족해 근육과 골격이 약하며, 모발에 영양을 공급하지 못해 나타난다.

감증(疳症)

감증은 소아과의 4대 중증 가운데 하나다. 감증의 '감(疳)' 자에 대해서는 두 가지 다른 견해가 있다. 하나는 비위(脾胃)의 진액(津液)이 부족해서 된 것이라고 보며, 다른 하나는 소아가 달고 기름진 음식을 과식해서 발생한다고 본다.

주된 증상은 얼굴색이 누렇고 피부와 근육이 허약하며, 피부와 모발이 거칠고 약하며, 눈에 광택이 없는 것이다. 이것은 소화기 장애로 인한 성장 장애로 볼 수 있다.

원인

첫째, 유아의 위와 장이 약하고 견고하지 못한 상태에서 모유를 일찍 끊고 음식물을 섭취하면 음식물을 제대로 소화하지 못해 정기(正氣)를 손상한다.

둘째, 평소에 달고 기름진 음식을 많이 먹고 이것이 오랫동안 체내에 쌓여 있으면, 습열(濕熱)이 발생하여 기생충이 생기고 질환이 발생할 수 있다.

셋째, 큰 병 이후 과로하여 진액이 부족해지면 비위가 손상을 받아 발병한다.

10
키가 안 크는 선천적 질환

우리나라 사람의 키는 특별한 선천적 질환이 없는 상태에서 아무리 작다 해도 남자 150cm 이하, 여자 140cm 이하인 경우는 거의 없다. 그 이하라면 선천적인 질환이나 염색체 이상을 의심해 봐야 한다. 선천적 질환이나 염색체 이상은 대부분 작은 키를 동반하는 특징이 있기 때문이다. 성장 장애의 원인이 되는 선천적 질환을 알아보자.

터너증후군

염색체 이상으로 여자에게 생기는 질환. 여아에게 정상적으로 있어야 할 X염색체 하나가 부족해 정상인 (46, XX)가 아닌 (46, X)거나, 배열에 이상이 있는 경우를 말한다. 이 경우 아기를 낳을 수 없어 의학적으로는 여자의 외모를 가진 중성으로 본다.

터너증후군의 특징은 목이 짧고, 가슴이 넓게 튀어나온 방패형이며, 성장하면서 난소 발달이 지연된다. 여성 호르몬 생성에 장애가 있어 유방 발달이나 초경 등 2차 성징이 나타나지 않는다. 이외에 특별한 증상이 없어서 부모가 모르는 경우가 많다. 그러므로 아이의 키가 또래에 비해서 유난히 작거나 가슴 발육과 초경 등이 지나치게 늦어지면 염색체 검사를 받아볼 필요가 있다.

터너증후군 환자는 출생시 체중이 평균 2.8kg 정도인 경우가 많고,

3세까지는 뚜렷한 성장 장애의 증상이 나타나지는 않으나, 3~14세에 점차 성장 속도가 저하되고 사춘기의 성장도 지연된다. 최종 키도 미국과 유럽에서는 142~146.8cm라고 하지만, 우리나라는 이보다 좀더 작다.

다운증후군

다운증후군은 염색체 이상 때문에 생기는 질환으로, 몽골인의 얼굴 모양을 닮았다고 해서 '몽골리즘'이라 불리기도 한다. 초산이 노산일 때(35세 이상) 흔히 이런 아이가 태어나며, 확률은 600~700명에 1명 꼴이다. 35세 이상의 임산부가 초산일 때 태아의 다운증후군 검사를 하는 것도 이 때문이다.

다운증후군이 있으면 저항력이 약해 병에 걸리기 쉽고, 정신 지체와 지능 장애가 많으며, 선천성 심장판막증 등이 나타나기도 한다. 외부적인 특징은 눈이 가늘고. 눈꼬리가 치켜올라가 있으며, 양 눈 사이에 군살주름(몽고주름)이 있고, 정상인에 비해 키가 매우 작다.

연골무형성증

흔히 '난쟁이'라고 하는 질환, 골단연골이라고도 불리는 성장판에 이상이 생겨 뼈가 길이 성장보다는 부피 성장을 주로 하여 나타난다. 비교적 큰 몸통에 큰 머리, 튀어나온 이마, 어기적거리는 걸음걸이, 팔다리가 짧은 체형이 특징이다.

질환의 정도에 따라 다르지만 평균 신장이 남자 131cm, 여자 124cm 정도다. 성장기의 일반인이 1년에 5~6cm 크는 데 반해, 연

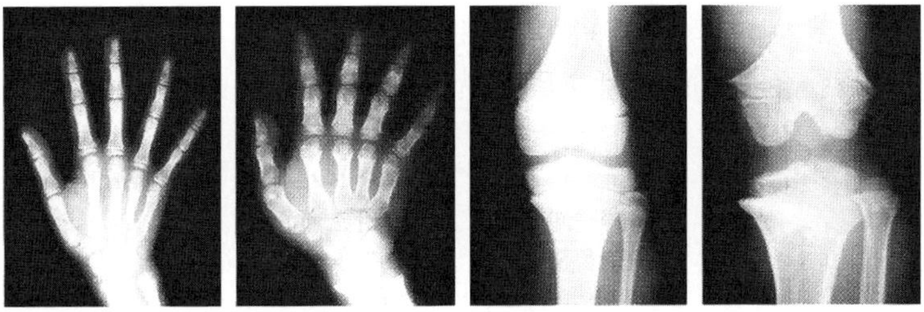
정상인 손뼈 연골무형성증 손뼈 정상인 무릎 관절 연골무형성증 무릎 관절

연골무형성증

골무형성증을 앓는 사람은 1년에 2cm 내외의 성장 폭을 보인다.

간혹 흉부가 작아 호흡 곤란으로 유아기에 사망하는 경우도 있다. 또한 뼈 사진상 길이 성장을 해야 할 팔다리 등의 뼈가 휘어지며 자라, 10세 이후에는 다리가 바깥쪽으로 심하게 휜 것을 볼 수 있다.

성장 장애에 대한 선천적인 질환은 위의 예 외에도 MPS, 프레더윌리 증후군 등이 있다.

키·톡

키 작은 택견 소년의 미소

평균 신장인데도 스스로 작다고 생각하며 스트레스를 받는 사람이 있는가 하면, 키가 작아도 자신 있게 사는 사람이 있다. 마음의 성장 장애가 큰 문제인 것이다.

1997년 봄, 9세쯤 돼 보이는 아이와 그의 아버지가 필자를 찾아왔다. 아이는 누가 봐도 이상이 있다는 것을 느낄 수 있는 상태였다. 연골무형성증, 즉 흔히 말하는 난쟁이 증상을 보였다.

필자를 찾기 전에 2년 정도 양방의 성장 호르몬 치료를 받은 아이였다. 성장 호르몬 치료를 하기 전에는 1년에 1.5~2cm 자랐는데 치료를 하자 1년에 4cm 정도 자랐다고 했다. 하지만 1년이 지나자 성장 호르몬에 대한 내성이 생겨서 치료 효과가 없어졌다는 것이다. 필자가 살펴보니 아이는 이미 연골무형성증의 전형적인 증상이 나타나고 있었다.

이후 성장 치료가 큰 도움은 안 되었지만. 치료 전 성장치에 비해 매년 1.5cm 정도씩 더 자랐고, 현재도 치료 중에 있다. 물론 성장 치료를 한다고 연골무형성증이라는 선천적 질환을 고칠 수 있는 것은 아니다. 다만 키를 최대한 자라게 해 외형적으로 좀더 정상인에 가깝도록 만들어 주는 것이다. 이런 경우 보통 자연적인 성장에 비해 5~10cm 더 자라게 해줄 수 있다.

그런데 이 아이는 필자를 아주 기분 좋게 해주는 매력이 있다. 왜소증 아이들은 대부분 내성적으로 변하는데, 이 아이는 전혀 그런 모습을 보이지 않았다. 바둑을 배운 이야기, 컴퓨터를 하는 이야기 등 시시콜콜한 것들을 재잘재잘 보고(?)하는 것이다.

어느 날은 새로운 것을 배운다고 자랑이 대단했다. 아버지 말씀이 아이들과 좀더 잘 어울리라고 택견을 가르치기로 했다는 것이다. 필자가 한번 해보라고 하자 기다렸다는 듯이 택견의 품세를 보여주었다. 작은 키와 짧은 팔다리로 잡는 폼이 조금 어색하기는 했지만, 필자의 눈에는 어떤 아이보다 예뻐 보였다. 일반인과 외모가 조금 다르지만 정신은 더 건강한 아이다.

11
키가 안 크는 후천적 질환

후천적인 요인으로 키가 잘 자라지 않는 경우는 영양, 운동, 수면 등의 생활 습관과 더불어 만성 질환도 커다란 요소가 될 수 있다.

다음 쪽의 표는 필자가 키의 성장을 방해할 수 있는 질환들을 알아보기 위해 1997년 1월부터 1998년 12월까지 2년간 조사한 내용이다. 필자가 운영하는 한의원에 내원한 환자 중 평균보다 키가 작은 200명을 무작위로 선정하여, 그 아이들에게 나타나는 질환을 종합해 통계를 낸 것이다.

이 통계를 통해 어떤 질환이 키의 성장에 가장 큰 영향을 미치는지 알 수 있다. 통계를 보면 역시 식욕 부진, 복통, 설사 등 소화기 질환이 56.33%로 가장 많고, 잦은 감기 등 호흡기 질환이 16.59%로 다음이며, 아토피성 피부염과 같은 알러지성 질환이 10.74%, 야뇨증과 같은 비뇨기 질환이 7.31%로 나타났다. 여기서 특이한 점은 비만이 7.07%를 차지한다는 사실이다. 키가 자라는 데에는 충분한 영양이 중요하지만, 과다한 영양은 오히려 키의 성장을 방해한다는 것을 말해주고 있다.

성장 장애 환자에게 나타나는 여러 가지 질환

질환의 종류	남자(명)	여자(명)	총(명)	비율(%)
소환기 질환				56.33
1. 식욕 부진	46	31	77	18.78
2. 소화 불량	14	11	25	6.10
3. 복통	24	13	37	9.02
4. 설사	17	14	31	7.56
5. 변비	13	11	24	5.85
6. 구토	6	2	8	1.95
7. 비만		14	29	7.07
비뇨기 질환				7.31
8. 야뇨증	9	4	13	3.17
9. 소변빈삭(小便頻數)	5	3	8	1.95
10. 소변불금(小便不禁)	4	1	5	1.22
11. 부종	1	2	3	0.73
12. 당뇨	1	0	1	0.24
호흡기 질환				16.59
13. 잦은 감기	14	8	22	5.37
14. 기관지염,천식	11	4	15	3.66
15. 편도선염	6	3	9	2.19
16. 비염, 축농증	13	9	22	5.37
알러지성 질환				10.74
17. 아토피성 피부염	17	10	27	6.59
18. 알러지성 비염	12	5	17	4.15
기타 질환				9.03
19. 두통	5	4	9	2.19
20. 어지럼증	2	3	5	1.22
21. 여드름	9	3	12	2.93
22. 경기	2	2	4	0.98
23. 코피	4	3	7	1.71
계	250	160	410	100.00

12
마음의 성장 장애가 더 무섭다

필자의 병원을 찾아온 아이들을 보면 친구와 비교해 조금 작다고 스트레스를 받아 오기도 하고, 무조건 크고 보자는 식으로 오는 경우도 30% 정도나 된다. 여기서 알아야 할 것은, 정신과에서는 자신의 신체가 작지 않은데 작다고 고민하면 정신병의 일종으로 보기도 한다는 점이다. 우리나라 성인의 평균 신장이 남자 173.4cm, 여자 160.4cm인 반면, 희망하는 신장은 남자 182cm, 여자가 170cm 정도니 키 때문에 스트레스를 받는 것은 당연한 일이다.

필자는 키가 작지 않은데도 더 크고 싶어 고민하는 경우를 '마음의 성장 장애'라고 규정한다. 그리고 정작 3%에 해당되는 성장 장애보다 이런 마음의 성장 장애가 더 큰 질병이 아닐까 하는 생각에, 필자를 찾아온 아이와 부모에게 이 점을 주지시키려 노력한다. 평균 신장이 되지 않더라도 사회 생활에 불편을 느끼거나 불이익을 받지 않고, 자신의 진로에 문제가 되지 않는다면 고민할 필요가 없다. 무작정 큰 키를 동경하기보다는 내면의 성장에 충실한 것이 훨씬 현명하다고 본다.

성장통이 생기면 어떻게 해야 할까?

한참 자라나는 아이를 키우다 보면 무릎이나 발목 주위가 아프다며 통증을 호소하는 경우가 있다. 이때 많은 부모님들이 특별히 다친 것도 아니고 상처도 없다고 대수롭지 않게 넘긴다. 그러다가 아이가 밤만 되면 통증을 호소하고, 자다가도 아프다고 울기라도 하면 그제서야 병원을 찾는다. 이런 경우 진찰을 한 의사는 대부분 성장통이니 괜찮다고 말하고, 부모님은 '이제 우리 아이가 크는구나' 싶어 좋아한다. 아이는 고통을 느끼는데 부모님이 좋아하는 병은 아마 성장통밖에 없을 것이다.

성장통은 정말 키가 많이 크려고 나타나는 통증일까? 성장통은 왜 나타나는 것일까?

성장통은 키가 많이 자라는 시기 - 예를 들면 만 7세 이전과 사춘기- 의 아이들에게만 나타나며, 성장판 주위에 있는 뼈 조직의 주성분인 단백질과 칼슘의 부족이 그 원인이다. 근육의 성장이 뼈의 길이 성장을 따라가지 못해 나타나기도 한다.

여기에서 주의할 점이 있다. 성장통은 키가 많이 자라는 시기가 아니라도 뼈의 구성 물질이 부족하면 나타날 수 있다는 것이다. 그럴 경우에는 방치하지 말고 꼭 적당한 치료를 받아야 한다. 성장통이 있다고 하여 단순히 키가 많이 크려는 징조라고 생각하는 것은 잘못이다. 또한 성장통을 방치할 경우 심하면 성장판이 비틀려 성장을 방해할 수도 있으므로, 그냥 지나치지 말고 적절한 대처를 해야 한다.

성장통은 성장판이 있는 관절 주위에 나타나므로 무릎, 발목, 손목, 팔꿈치, 어깨, 고관절 등 어느 부위에서나 생길 수 있고, 특히 무릎과 발목 주위에 가장 많이 나타난다. 통증은 밤에 가장 심하고 다음이 아침이며, 낮에는 거의 나타나지 않는다. 성장통이 심하면 발열감을 동반하기도 한다.

성장통이 있을 때는 뼈의 주성분인 단백질과 칼슘이 함유된 음식을 많이 먹는 것이 좋다. 그런 음식에는 콩류, 생선류, 살코기, 우유, 두유, 미역 등의 해조류, 멸치와 뱅어포같이 뼈째 먹는 생선 등이 있다. 스트레칭을 통해 관절과 근육을 가볍게 풀어 주는 것도 방법이다. 통증이 심하면 아픈 부위를 마사지해 주는 것도 좋다.

이렇게 해도 심한 통증이 계속된다면 한의원에서 침이나 뜸, 약재 등으로 치료해야 한다. 이 경우 한의원에서는 관절과 근육을 풀어주고 탄력성을 높여주며 뼈를 강화시키는 물리적인 치료를 한다.

성장통이 있는 시기에는 투기, 오래 달리기, 오래 서 있기 등 심한 운동을 삼가고 무거운 물건도 들지 않는 것이 좋다.

제3장

올바른 생활 습관으로 더 클 수 있다

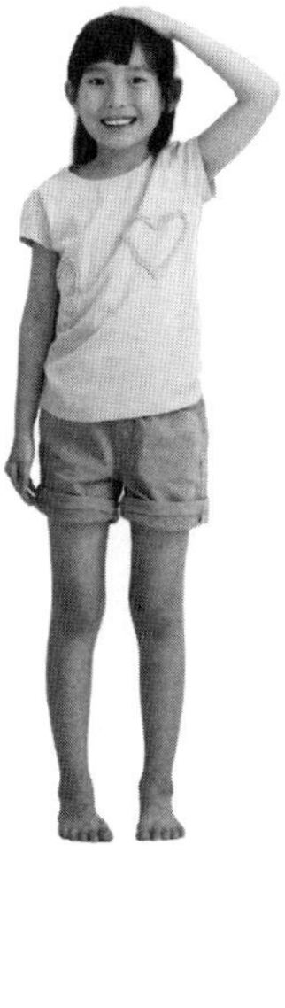

1
저녁은 가볍게 먹어라

요즘 아이들은 늦게 일어나서 아침은 먹는 둥 마는 둥 학교 가기 바쁘고, 학교에서는 입에 잘 맞지 않는 급식을 대충 먹고, 집에 오면 간식을 먹고 다시 학원에 간다. 그리고 학원에서 돌아오면 피곤하기도 하고 배도 고파 잠자기 전에 많은 음식을 먹게 된다.

문제는 이런 식습관이 성장 호르몬의 분비를 저해한다는 점이다. 성장 호르몬은 자는 동안 가장 많이 분비되며, 잠자기 전의 식습관도 성장 호르몬의 분비에 많은 영향을 끼친다.

음식을 섭취하면 혈당이 높아지는데, 혈당이 높아지면 성장 호르몬의 분비는 감소한다. 소아 당뇨가 성장 장애를 유발하는 것도 여기에 원인이 있다. 잠자기 전에 잔뜩 먹은 아이는 몸을 움직이지 않고 잔다. 그러면 소화 작용도 느려 밤새도록 혈당이 높은 상태다. 이때가 바로 성장 호르몬이 가장 왕성하게 분비되는 시간인데, 혈당이 높아 성장 호르몬의 분비량은 현저히 감소되고 만다. 아이의 키 성장에 결정적인 영향을 미치는 것이다.

성장 호르몬의 분비를 원활히 하기 위해서 일찍 잠자리에 들어도 잠자기 전에 음식을 많이 먹으면 전혀 소용이 없다. 또한 잠자기 전에 먹은 음식은 지방이 된다. 아침, 점심을 충분히 섭취하고, 저녁은 일찍 가볍게 먹어야 키가 잘 자란다.

2
편식을 하면 키가 안 자란다

어느 부모나 자녀의 편식으로 걱정해 본 경험이 있을 것이다. 편식은 키의 성장에 가장 중요한 방해 요인으로, 부모들의 이런 걱정은 당연하다.

키는 단백질과 칼슘, 비타민 등 다양한 영양분을 섭취해야 잘 자란다. 그런데 요즘 아이들은 인스턴트 식품, 패스트푸드, 탄산음료 등 고칼로리 음식 위주로 섭취하다 보니 체성분 검사를 해보면 체지방만 많고 정작 필요한 영양소는 부족한 경우가 많다.

편식 습관의 근본 원인은 어디에 있을까? 편식 습관을 고칠 수 있는 방법은 없을까?

필자는 편식 습관의 원인을 우리나라의 식사 형태에서 찾아보았다. 우리나라는 서양처럼 각자 먹을 음식을 따로 담아 먹는 것이 아니라, 한 식탁에서 밥만 따로 담고 반찬은 나누어 먹는다. 이런 것을 보고 '침 문화'라고 표현하기도 한다.

이런 식사 방식이 사회적으로 공동체 의식을 강하게 하는 반면, 개인적으로는 자신이 먹는 음식의 종류와 양을 잘 알 수 없어 자연스럽게 편식 습관을 만들기도 한다. 좋아하는 반찬만 많이 먹다 보니 어른이나 아이 모두 불균형한 식사를 하게 되는 것이다. 특히 아이들은 더한데, 같이 식사하는 부모도 눈여겨보지 않으면 아이의 편식 습관을 모르고 지나치기 쉽다.

아이의 편식 습관은 반드시 고쳐줘야 한다. 편식을 하면 성장에 큰 영향을 끼칠 뿐만 아니라, '세 살 버릇 여든까지 간다'고 어른이 돼서도 그 습관을 버리지 못하는 경우가 많다. 그러나 편식 습관을 고쳐준다고 혼을 내거나 강압적인 방법을 쓰면 아이의 반발만 사서 오히려 역효과를 보기 쉽다. 이럴 때는 식판을 이용하면 좋다.

식판에 단백질과 칼슘이 풍부한 콩류, 생선류, 살코기, 미역 같은 해조류, 채소, 나물류와 함께 아이가 좋아하는 반찬을 한두 가지 담아주면 아이는 자신이 좋아하는 반찬과 먹지 않는 반찬이 뭔지 알게 되고 스스로 조금씩 고칠 수 있다. 끼니를 거르거나 한꺼번에 폭식하지 말고 규칙적인 식습관을 길러주는 것도 매우 중요하다.

3
잠을 푹 자야 쑥쑥 자란다

"어린이 여러분, 이제 잠자리에 들 시간입니다. 일찍 자고 일찍 일어나는 착한 어린이가 됩시다."

40~50대 부모님들은 귀에 익은 말일 것이다. 약 20년 전만 해도 TV에서 9시 뉴스가 시작되기 전에 이런 안내 방송이 나왔다. 그런데 그때 9시와 지금 9시는 많이 다르다. 당시에는 통행금지가 있었고 밤 문화가 그리 발달하지 않았기 때문에 9시면 밤이었지만, 요즘 9시는 한창 떠들썩한 저녁쯤으로 생각되기 때문이다. 그래서 요즘 아이들은 자정이 넘어서 잠을 자는 경우가 많다.

진료를 하다보면 부모님들이 자주 하는 질문이 있다.

"일찍 자야 성장 호르몬이 많이 나온다는데, 우리 아이는 컴퓨터하느라 12시가 넘어서야 잠을 자니 어떻게 하죠?"

이런 경우 필자가 조사해 본 바로는 부모가 늦게 잔다는 공통점이 있었다. 부모가 늦게 자면 아이들도 늦게 잘 수밖에 없다. 부모가 직장에서 늦게 퇴근하거나, 거실에서 TV를 시청하는데 일찍 자는 아이가 얼마나 되겠는가.

성장기의 아이가 늦게 잠을 자면 성장 호르몬의 분비가 저하될 뿐만 아니라, 부족한 잠으로 인해 스트레스가 쌓이고, 머리가 맑지 못해 학습 능력이 떨어지며, 식욕이 떨어져 건강에도 문제를 일으킬 수 있다.

물론 부모도 각자 생활이 있고, 힘든 현실을 헤쳐나가기 위해 뛰어다니다 보면 일찍 자는 것이 어려울 수도 있다. 하지만 아이의 성장과 건강을 생각한다면 각 가정에 맞는 방법을 찾는 노력이 필요할 것이다.

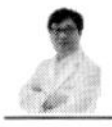

키·톡

키가 작아 눈물을 보이는 아버지

1999년 봄이었다. 부모님과 아들, 딸 이렇게 네 식구가 내원했다. 아버지는 155cm,어머니는 160cm 였는데, 아이들이 아버지의 영향인지 평균 신장보다 작았다. 중학생 아들은 140cm 였고, 가슴 발육이 조금 시작된 초등학생 딸은 130cm가 채 안 되었다.

겉모습만 봐도 최종 키가 작을 거라고는 생각했으나 정확한 진료와 검사를 해보았다. 역시 예상대로였다. 아들은 많이 자라야 160cm, 딸도 145cm가 안 될 것으로 보였다. 조심스럽게 결과를 말하자 부모의 얼굴은 어두워졌고, 아버지의 속눈썹이 파르르 떨렸다.

부모님이 치료에 동의하여 앞으로 지켜야 할 일, 처방 등을 알려주고 석 달 후 다시 보기로 했다. 석 달 후 아버지와 아이들만 내원했다. 아버지는 그동안 아이들의 키가 예전보다 잘 자랐고. 밥도 잘 먹는다며 좋아하셨다. 그 순간 아들이 대뜸 필자에게 물었다.

"원장님, 키가 자라는 데 유전은 얼마나 영향을 미쳐요?"

필자가 대답을 안 하자 아들은 다시 물었다.

"키는 아빠를 많이 닮아요, 엄마를 닮아요?"

필자도 당황했지만 아버지는 어찌할 바를 모르고, 아주 미안해 하는 모습이었다. 그런데 이번엔 딸까지 가세하여 질문을 계속했고, 자기들이 안 크면 아빠 책임이라는 식의 이야기까지 나왔다.

더 놔두면 안 될 것 같아 유전이 중요하지만 후천적 요소도 매우 중요하고, 특히 자신의 노력이 가장 중요하다는 이야기를 해주었다. 그리고 아이들을 진료실 밖으로 내보내고 아버지를 진정시켜야 했다. 아이들이 나가자 아버지는 길게 한숨을 내쉬더니 조곤조곤 가슴에 담아둔 이야기를 풀어냈다. 키가 작아 어려서부터 한이 맺혔고, 직업에서도 불이익을 많이 받았기에 자식들만은 크기를 바랐다고, 다행히 성장 클리닉이 있다기에 두 번 생각하지도 않고 달려왔다고, 아이들한테는 정말 미안하다고…. 결국 아버지는 눈물을 보였고, 떨리는 목소리는 흐느낌으로 변했다.

그들이 돌아가고 난 뒤 다른 환자를 진료하면서도 가슴에 뭔가 묵직한 게 올려진 것처럼 답답했다. 키가 작다는 것이 아이들에게 미안한 일일까? 정말 그럴까? 키의 성장과 유전에 대해, 사회 현실에 대해 다시 한번 생각하게 되었다. 좀 더 열심히 연구해서 좋은 치료법을 개발해야겠다는 사명감이 생겼다.

4
좋은 자세가 큰 키를 만든다

요즘은 의자에 앉아 있는 시간이 길고, 침대를 사용하다 보니 척추 질환으로 고생하는 청소년들이 늘어나고 있다.

급성장기에 있는 청소년들의 자세가 바르지 않으면 척추가 변형되고, 척추의 변형은 키의 성장에도 악영향을 끼친다. 실제로 필자가 진료한 결과에서도 척추 이상으로 키가 잘 자라지 않는 청소년을 많이 볼 수 있었다.

척추 질환 중에 대표적인 것이 척추측만증인데, 이는 척추가 좌우로 휜 상태를 말한다. 부모님들은 평소 자녀가 공부할 때의 자세를 유심히 살펴보기 바란다. 그러면 자녀가 책을 보거나 글씨를 쓸 때 허리와 목, 어깨 등을 좌우로 꼬고 있는 것이 자주 눈에 띌 것이다. 이런 자세가 지속되면 척추가 변형된다.

그럼, 올바른 자세란 어떻게 하는 것일까?

책상에 앉을 때를 알아보자

먼저 책상과 의자의 높이가 중요하다. 책상의 높이는 배꼽과 명치의 중간 정도면 적당하고, 의자는 앉았을 때 발바닥이 땅에 닿아야 한다. 책상이 너무 높거나 낮으면 자세가 나빠진다.

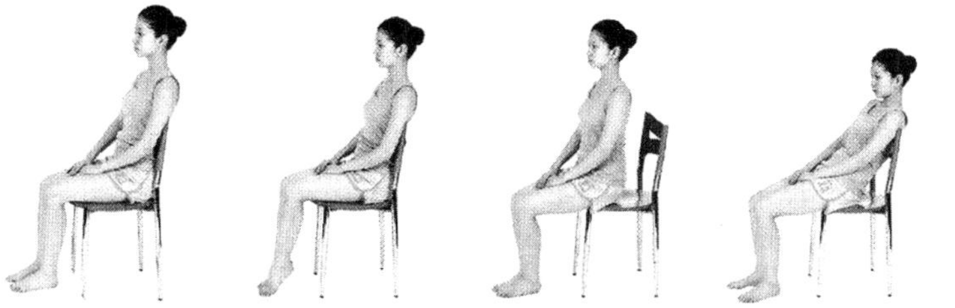

① 의자 높이가 적당해 발바닥이 바닥에 완전히 닿고 허리와 등도 의자 등받이에 잘 고정되어 있으므로 올바른 자세다.

② 의자가 높아서 발바닥이 바닥에 완전히 닿지 않으므로 올바르지 못한 자세다.

③ 발바닥이 바닥에 완전히 닿고 의자 높이가 적당하며 허리를 편 자세도 좋으나, 허리가 등받이에 닿지 않아 올바르지 못한 자세다.

④ 의자 높이도 적당하고 어깨를 의자 등받이에 닿다록 앉은 것은 좋으나, 허리 부분이 등받이에 닿지 않았으므로 올바르지 못한 자세다.

의자는 바퀴가 없는 것이 좋다. 앉았을 때 의자가 자주 움직이면 자세가 틀어지기 쉽기 때문이다. 또한 의자는 등 정도까지 올라오는 등받이가 있는 것을 사용한다.

의자에 앉을 때는 허리 아래 골반부에서 등 부위까지 등받이에 붙이고, 발바닥은 땅에 닿아야 한다. 의자에 앉은 다음에는 의자를 책상에 바짝 당겨 배가 책상에 닿도록 한다.

책이나 노트는 책상 위에서 몸까지 15~20cm 거리를 두고 읽거나 써야 한다. 책이나 노트가 몸에 바짝 붙으면 상체를 앞으로 숙이게 되어 목이나 흉부 쪽 척추에 변형을 초래할 수 있다. 책이나 노트는 바르게 놓아야 한다. 보통 왼쪽으로 치우치게 놓고 몸을 돌려서 읽거나 쓰는데, 이럴 때 비틀게 되어 측만증을 유발할 수 있다.

잠잘 때 눕는 동작을 살펴보자.

너무 푹신한 침대는 척추과다 · 과소 전만증을 유발할 수 있으므로 피한다. 바닥에 요를 조금 두껍게 깔고 자는 것이 가장 좋다.

너무 크거나 높은 베개도 안 된다. 경추는 뒤로 휘어져 있는 것이 정상인데, 너무 높은 베개를 사용하면 경추의 곡선이 줄어 무리가 되고, 숙면을 방해해 피로도 풀리지 않는다. 베개는 작고 동그란 것이 좋다.

필자는 사람이 동물과 가장 다른 점이 잠자는 자세라고 생각한다. 세상의 어떤 동물도 사람처럼 똑바로 누워서 자지 않기 때문이다. 엎드려 자거나 모로 누워 새우잠을 자는 것은 좋지 않다.

자세의 교정은 하루아침에 되는 것이 아니다. 하지만 꾸준히 노력하면 습관이 되어 바르고 균형 잡힌 체형을 만들어 주고, 키의 성장에도 큰 몫을 할 것이다. 또 집중력 향상과 피로 회복에도 많은 도움이 된다.

5
키 크는 운동은 따로 있다

키의 성장에서 운동은 영양의 섭취만큼 중요한 역할을 한다. 하지만 요즘 청소년들에게는 운동할 시간이 절대적으로 부족하다. 학교 끝나면 학원, 학원 끝나면 과외, 과외 끝나면 숙제, 숙제 끝나면 수면으로 이어지는 숨가쁜 일과를 소화해 내느라 운동은 숨쉬기와 걷기가 전부다. 최근 한 통계에 따르면 15년 전에 비해 아이들의 체격은 월등히 커졌지만, 체력은 현저하게 약해졌다고 한다. 운동은 아이들의 체력 증진에도 필요하지만 키의 성장에도 중요한 역할을 한다.

꾸준한 운동으로 뼈와 성장판을 자극하면 키가 잘 자라고 성장판이 늦게 닫혀 오랫동안 키가 자란다. 운동선수들이 유전의 한계를 벗어나는 경우가 많은 것도 운동이 키에 얼마나 중요한 역할을 하는지 알려준다.

운동은 매일 1시간 정도씩 꾸준하게 하는 것이 좋다. 운동선수처럼 매일 4~5시간씩 하면 운동이라기보다 노동의 수준이므로 오히려 해가 될 수 있다. 얼마나 규칙적으로, 어느 정도 시간을, 어떤 종목의 운동을 하느냐가 중요하다.

그렇다고 모든 운동이 키 성장에 도움이 되는 것은 아니다. 운동마다 반복되는 동작이 근육과 관절에 미치는 영향이 다르므로 키 성장에 도움이 되는 운동도 있고, 방해가 되는 운동도 있다.

성장에 도움이 되는 운동

맨손체조, 수영, 줄넘기, 배구, 농구, 테니스, 탁구, 배드민턴, 단거리 달리기, 철봉 등이 있다. 이 중에서 수영은 전신을 고루 사용하여 가볍게 할 수 있어 좋다. 하루에 1시간씩 일주일에 3~4회가 적당하다. 그 외에 매일 줄넘기와 스트레칭, 가벼운 달리기를 1시간 정도씩 하는 것도 성장에 많은 도움이 된다.

성장에 도움이 되는 운동은 대부분 스트레칭 동작이 반복되는 것으로, 관절의 근육을 풀어주고 뻗어주는 것이 좋다. 맨손체조는 기상 후, 잠자기 전 두 번 정도 하는 것이 적당하다. 줄넘기는 20회 하고 1~2분 쉬는 방법으로 하루에 200회 정도 한다.

성장에 해가 되는 운동

기계체조, 마라톤, 유도, 레슬링, 역도 등 너무 오래 달리거나 무거운 물건을 오래 들고 있거나, 투기 같은 종목은 좋지 않다. 근육이나 관절을 발달시키거나 무리를 주는 운동은 오히려 방해가 될 수 있다.

6
고기만 먹는다고 키가 클까?

키가 자라는 데 있어 고른 영양 섭취는 매우 중요한 요소다.

사람의 몸은 수분이 가장 큰 비중을 차지하고 그 외에 단백질, 무기질, 탄수화물, 지방으로 구성되어 있다. 우리가 매일 섭취하는 음식에 탄수화물, 지방, 단백질, 무기질, 비타민 등의 5대 영양소가 들어 있어 몸의 상태를 유지해 준다. 이러한 영양소들은 아이들의 키와 신체 각 부분이 성장하는 데도 각각 다른 역할을 하므로 어느 하나 중요하지 않은 것이 없다.

다음 쪽의 표는 우리 아이들의 키가 자라는 데 꼭 필요한 음식들을 열거한 것이다. 이 내용을 보면 어려서 편식하면 안 되는 까닭을 알 수 있을 것이다.

키가 자라는 데 필요한 성장 호르몬은 단백질로 구성되어 있으며, 키가 자라는 주된 장소인 뼈의 주 성분 역시 칼슘과 단백질이다. 당연히 단백질과 칼슘을 많이 먹으면 키의 성장에 도움이 된다. 그리고 단백질의 대표적 음식은 바로 고기다. 옛날 어른들의 말씀은 맞는 것이다.

그런데 고기가 좋다고 이것저것 가리지 않고 하루 세 끼 고기만 먹으면 키가 북한의 이명훈 선수만큼 자랄까? 물론 이렇게 하면 운동선수처럼 되기는 한다. 단지 이명훈 선수처럼 위아래로 크는 것이 아니

영양소

구분	영양소	식품	식품 종류	인체 내 역할
인체 구성 식품	단백질	육류, 어류	쇠고기, 돼지고기, 닭고기, 소시지, 정어리, 참치, 고등어, 동태, 청어, 조개, 굴	뼈, 근육, 혈액 등 몸의 구성물질이 된다.
		알류	달걀, 오리알 등 각종 알류	
		콩류	콩, 두부, 비지, 된장, 두유	
	칼슘	유제품	우유, 아이스크림, 치즈, 두유	
		건어류	멸치, 뱅어포, 새우, 각종 젓갈, 미꾸라지	
인체 기능 조절 식품	비타민	녹황색 채소, 해조류	시금치, 당근, 상추, 깻잎, 고추. 미나리, 부추, 냉이, 김, 다시마, 미역, 파래	신체 생리 기능을 조절하고, 질병에 대한 면역력을 키운다.
		담색 채소, 버섯류	배추, 양배추, 무, 오이, 콩나물, 호박, 열무, 버섯, 우엉, 가지, 파, 양파	
		과일	귤, 딸기, 자두, 사과, 배, 복숭아, 토마토, 포도, 수박, 감	
에너지원 식품	탄수화물	곡류	쌀, 보리, 밀가루, 조, 수수, 옥수수, 빵, 국수, 라면, 과자, 설탕	힘을 키우고 살을 찌우며, 에너지원이 되고 체온을 조절한다.
		감자류	감자, 고구마	
	지방	유지류	참기름, 콩기름, 들기름, 버터, 마가린, 마요네즈, 호두, 잣, 땅콩	

라 일본의 스모선수처럼 좌우로 클 것이 거의 확실하다.

육식은 키의 성장을 촉진하기도 하지만 저하시키기도 한다. 고기를 너무 많이 섭취하면 사춘기가 빨리 찾아와 성 호르몬의 분비가 늘어난다. 즉, 키가 일찍 자라고 일찍 멈춰 최종 키가 작아지는 부정적인 면도 있다는 것을 알아야 한다.

고기는 먹는 방식에 따라서 단백질이 늘 수도 있고, 지방이 늘 수도 있다. 키가 크는 데 필요한 성분은 단백질이기 때문에 지방은 되도록 안 먹는 것이 좋다. 고기를 먹을 때 채소를 같이 먹지 않으면 지방이 늘어 비만이 되기 쉽다. 그러므로 고기와 함께 채소를 많이 먹어야 한다. 또한 콩이나 생선류를 먹는 것만으로도 고기를 먹은 만큼 단백질 섭취 효과를 얻을 수 있다. 같은 효과를 내면서 콩이나 생선이 좋은 것은 비만이 될 위험성이 그만큼 적기 때문이다.

탄산음료와 뼈

탄산음료를 즐겨 마시는 아이들이 많은데, 탄산음료를 많이 먹으면 뼈가 약해지고 치아가 삭고 키가 안 큰다는 말을 들어 보았을 것이다. 탄산음료를 먹으면 정말 뼈가 약해질까? 답은 '그렇다'. 탄산음료에는 인산이 들어 있다. 인산은 체내에서 음식을 통해 섭취된 칼슘과 결합하여 소변으로 배출된다. 따라서 칼슘이 부족해지고 뼈가 약해지는 것이다. 키는 뼈가 길이 성장을 하는 것이기 때문에 뼈가 약하면 그만큼 자랄 수 없는 것은 당연하다. 또 탄산음료는 당분이 많아 비만이 될 우려가 높고, 당분으로 인해 성장 호르몬 분비와 영양소의 섭취가 줄어들 수 있다. 탄산음료를 많이 먹으면 키가 안 자란다는 것은 분명히 맞는 말이다.

7
15년간 지켜야 할 습관

키가 잘 자라게 하는 데 무엇보다 중요한 요소는 올바른 생활 습관과 노력이다. 키는 출생 이후 평균 15년 정도 꾸준히 자라기 때문에 한순간의 치료보다 올바른 생활 습관과 꾸준한 노력이 매우 큰 영향을 미친다. 이 책의 각 장에서 구구절절 얘기하는 거의 모든 내용이 이 생활 요법을 직 · 간접으로 표현한 것이라 할 수 있다. 다음 내용을 아이의 책상 앞에 붙여두고 좋은 생활 습관을 갖도록 도와주자.

습관

잘 먹고, 잘 자고, 잘 뛰어놀아라.
생활 계획표에 맞춰 규칙적인 생활을 하라.
너무 오래 서 있거나 무거운 물건을 자주 들지 마라.
항상 즐거운 마음을 가져라.
술, 담배는 절대 하지 마라.

음식

단백질과 칼슘이 함유된 음식을 충분히 섭취하라.
육류와 채소를 함께 먹어라.
기름기가 많거나 기름에 튀긴 음식, 인스턴트 식품, 탄산음료의 섭취를 피하라.

아침과 점심을 충분히 먹고, 저녁은 일찍 가볍게 먹어라.

편식을 하지 마라.

잠자기 직전에 음식을 많이 먹지 마라.

당분이 있는 음식이나 군것질을 하지 마라.

공부

책상이나 식탁에 앉을 때 자세를 바르게 하라.

공부, 작은 키 등에 관한 스트레스를 줄여라.

컴퓨터를 오래 하는 것은 좋지 않다.

휴식

일찍 자고 일찍 일어나며, 충분한 시간을 자고 숙면을 취할 수 있도록 노력하라.

푹신한 침대와 너무 높은 베개는 피하고, 바닥에 요를 두껍게 깔고 자라.

엎드리거나 옆으로 누워 새우잠을 자는 것은 바람직하지 않다.

운동

매일 줄넘기 200~500회, 가벼운 달리기 20분, 잠자기 직전에 가벼운 스트레칭 20분을 규칙적으로 하라.

제4장

키를 키우는 체조법과 경혈 지압법

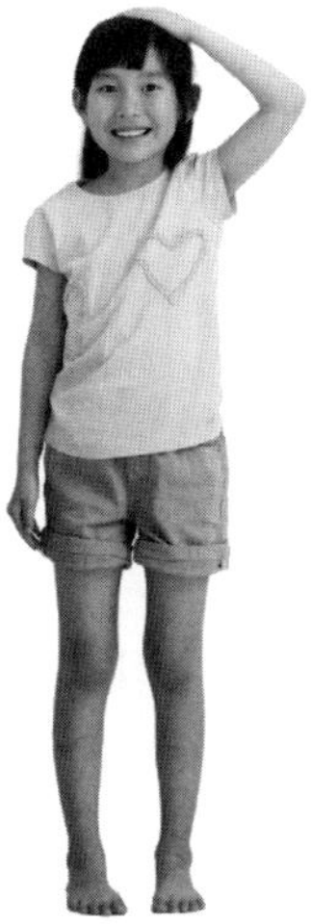

1
성장 체조법

할머니들이 아이의 다리를 잡고 가볍게 누르며 쭉쭉 펴고 당기는 것을 본 적이 있을 것이다. 그렇게 해야 키가 큰다는 말씀도 잊지 않는다. 할머니들이 키 크는 방법에 대해 전문적으로 교육을 받은 것도 아닌데, 그런 방법으로 키가 클까 하는 의구심이 들었을지도 모른다. 하지만 할머니의 그런 동작이 실제로 골격이 바르게 형성되도록 도와주고, 키가 자라는 데 충분한 효과가 있다면 이야기가 조금 달라진다.

필자가 학교 다니던 시절에는 조회 때마다 팔, 다리, 허리 등 전신을 가볍게 풀어주고 뻗어주는 '국민보건체조'를 했다. 이런 체조 역시 전신의 관절과 근육을 풀어주어 올바른 성장을 유도하고, 바른 골격 형성에 도움이 되며, 혈액 순환을 원활하게 해준다.

매일 규칙적으로 하는 체조가 비싼 돈 들여 하는 운동에 비해 조금도 손색이 없는 효과를 발휘하기도 한다. 일반적인 운동과 달리 체조는 온몸을 골고루 움직이게 하며, 다음과 같은 효과를 준다.

1. 성장판 주위의 관절이나 근육을 풀어주어 뼈의 활발한 성장을 돕는다.
2. 근육과 관절을 충분히 움직여 유연성을 길러줌으로써 관절의 가동 범위를 넓혀준다.

3. 동작을 반복하는 과정에서 근육의 탄력성을 길러준다.
4. 올바른 자세로 움직이게 하여 신체의 교정력을 길러준다.
5. 온 몸을 적극적으로 움직이게 하여 혈액 순환을 돕고 운동으로 인해 생긴 긴장을 풀어주며, 신진대사를 촉진해 피로의 응어리를 남기지 않는다.
6. 민첩성을 길러주어 안전사고에 대응할 수 있다.
7. 스트레스를 해소해 준다.
8. 내장 기관을 튼튼히 해준다.
9. 전신을 골고루 움직이게 하여 신체 발육을 촉진한다.
10. 부모와 함께 하면 유대가 강화되고, 자녀의 정서 안정에 도움이 된다.

이렇듯 스트레칭은 여러 가지 효과와 함께 키의 성장에도 큰 도움을 주는데, 이것은 성장판 주위의 관절과 근육, 인대 등을 이완 · 신전(伸展)시켜주기 때문이다. 다음은 올바른 스트레칭 방법을 정리한 것이다.

1. 매일 규칙적으로 해야 한다. 잠자기 전에 20분, 아침 기상 후 10분 정도씩 하루 2회 규칙적으로 하는 것이 좋다.
2. 자녀와 부모가 함께 한다. 깊은 정과 사랑을 쌓을 수 있고, 자녀의 정서적 안정에도 도움이 된다.
3. 긴장을 풀고 부드럽게 하는 것이 좋다.
4. 보통 한 동작을 30초 정도 한다.

5. 체조하는 동안 호흡은 느리고 리듬감 있게 한다. 위아래로 몸을 쭉 늘렸을 때는 숨을 서서히 들이마시고, 스트레칭이 끝남과 동시에 내쉰다.
6. 심장에서 가장 먼 부위부터, 즉 팔-다리-몸통 순으로 하는 것이 좋다.

다음에 나오는 성장 체조는 서서 하는 동작, 의자를 이용한 동작, 앉아서 하는 동작, 누워서 하는 동작 등 4단계로 나뉘어져 있다. 각각 작용되는 부위와 효과가 다르므로 모든 동작을 고루 하는 것이 효과적이다. 하루 2회씩 꾸준히 하면 키의 성장뿐만 아니라 정서적 안정, 올바른 골격 형성, 척추 변형 예방, 피로 회복, 집중력 향상 등에 많은 도움이 될 것이다. (삽화 디자인: 진다솜)

2
서서 하는 성장 체조

1) 양팔 뻗어 몸통 올리기

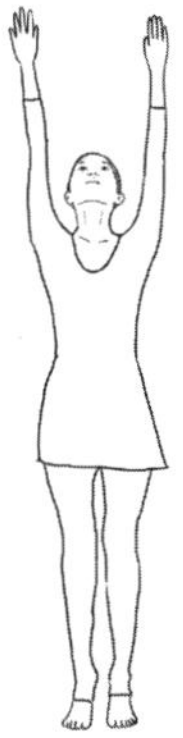

방법: 1) 다리를 모으고 양팔을 위로 쭉 뻗는다.

2) 발뒤꿈치를 들면서 양팔을 최대한 위로 뻗는다.

3) 몸통을 들어 올리듯이 하여 연속으로 10회 정도 반복한다.

효과: 이 동작은 몸 전체가 일직선이 되도록 위로 뻗어주는 스트레칭 효과를 볼 수 있다. 또한 팔다리(특히 종아리)의 근력 강화에 도움이 된다.

2) 한 팔씩 위로 뻗기

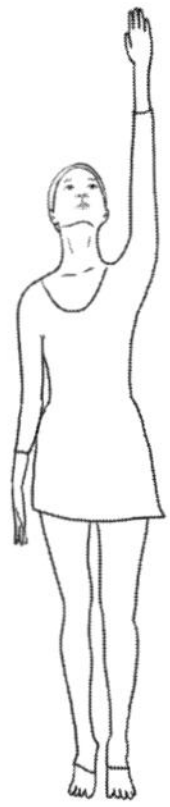

방법: 1) 다리를 모으고 한 팔을 위로 쭉 뻗는다.

2) 발뒤꿈치를 들면서 한 팔을 최대한 위로 뻗는다. 이때 ①의 동작처럼 몸통을 들어 올리듯이 하는 것이 좋다.

3) 오른팔과 왼팔을 번갈아 10회 정도 반복한다.

효과: ①의 효과에 균형감과 척추의 좌우 대칭을 맞춰 주어 척추측만증에 도움이 된다.

3) 양팔 잡아 당기기

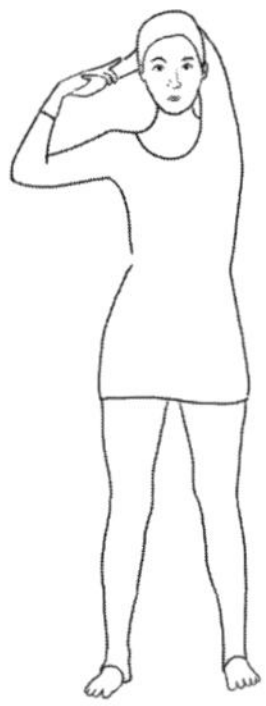

방법: 1) 다리를 어깨 너비로 벌리고 선다.

2) 왼팔을 머리 뒤로 올리고, 오른팔로 왼손을 잡아 가볍게 당긴다.

3) 좌우 5회 정도 반복한다.

효과: 어깨, 흉추 부위를 자극해 균형을 잡아 주고 올바른 성장을 유도한다.

4) 몸통과 팔 (좌우로)돌리기

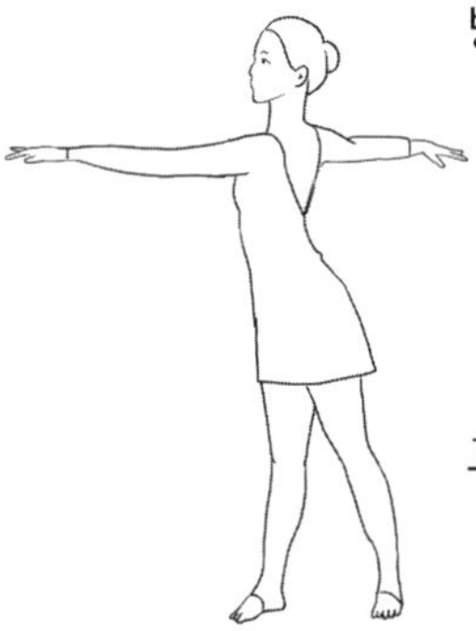

방법: 1) 다리를 어깨 너비로 벌리고 양팔을 좌우로 쭉 뻗는다.

2) 몸통과 팔을 좌우로 최대한 돌려 준다.

3) 좌우 10회 정도 반복한다.

효과: 척추의 좌우 유연성을 길러 주며, 척추의 올바른 성장을 유도한다.

5) 상체 숙여 팔 뻗기

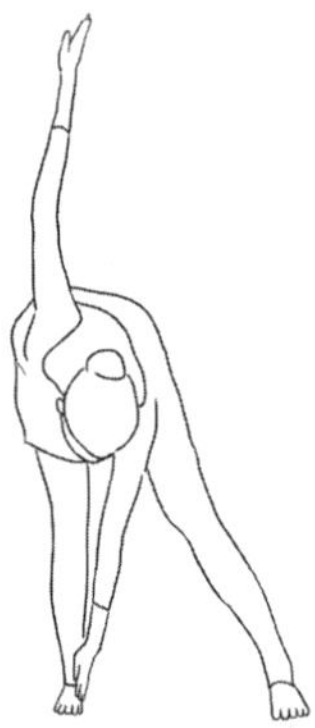

방법: 1) 다리를 어깨 너비로 벌리고 편하게 선다.

2) 상체를 숙이고 왼손을 오른발 끝에 댄다. 이때 오른팔은 위로 뻗어 주고, 무릎은 굽히지 말아야 한다.

3) 좌우로 5회 이상 반복한다.

효과: 몸통, 척추, 다리의 유연성 강화와 스트레칭 효

과가 있어 척추와 하체의 성장을 도와준다.

6) 옆구리 늘리기

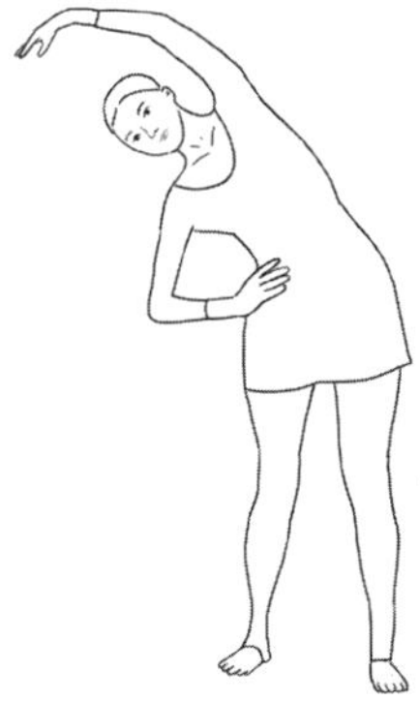

방법: 1) 다리를 어깨 너비로 벌리고 선다.

2) 왼팔을 오른쪽 머리 위로 뻗는다. 이때 왼쪽 옆구리를 최대한 신전(伸展)시킨다.

3) 좌우 5회 정도 반복한다.

효과: 옆구리의 신전 효과는 물론 경추, 흉추, 요추, 골반의 교정에 좋다. 특히 척추측만증에 도움이 되며, 청소년의 나쁜 자세를 교정해 준다.

7) 양손 깍지 끼고 좌우 움직이기

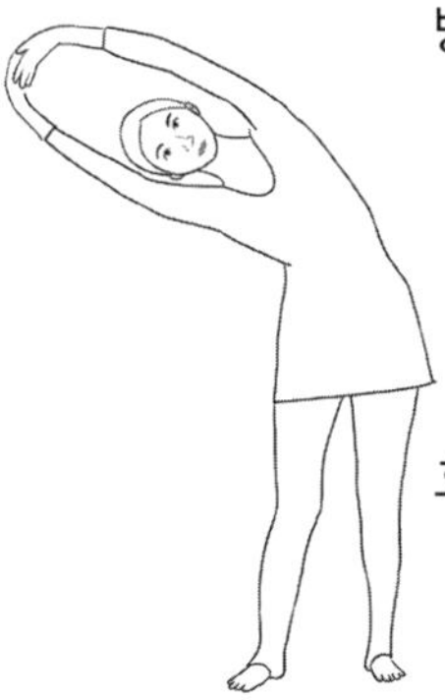

방법: 1) 양다리를 어깨 너비로 벌리고 서서 양손을 깍지 낀다.

2) 깍지 낀 양손을 위로 뻗어 좌우로 움직인다.

3) 10회 정도 반복한다.

효과: ⑥의 동작보다 좀 더 강한 효과를 볼 수 있다.

8) 양팔 벌려 가슴 내밀기

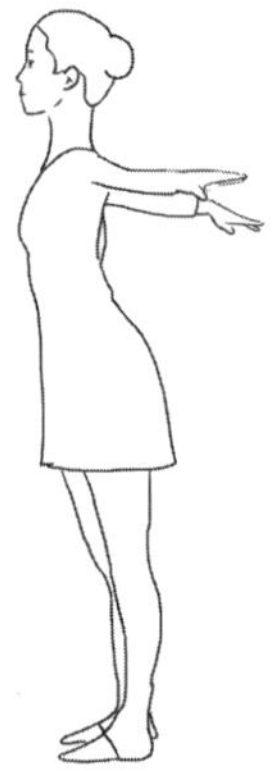

방법: 1) 다리를 어깨 너비로 벌리고 팔은 앞으로 나란히 자세를 하고 선다.

2) 양팔을 좌우로 최대한 벌리며 가슴을 쭉 내민다.

3) 5회 정도 반복한다.

효과: 어깨와 흉부의 자세 교정과 흉추의 성장에 도움을 준다.

9) 8번 변형/강화

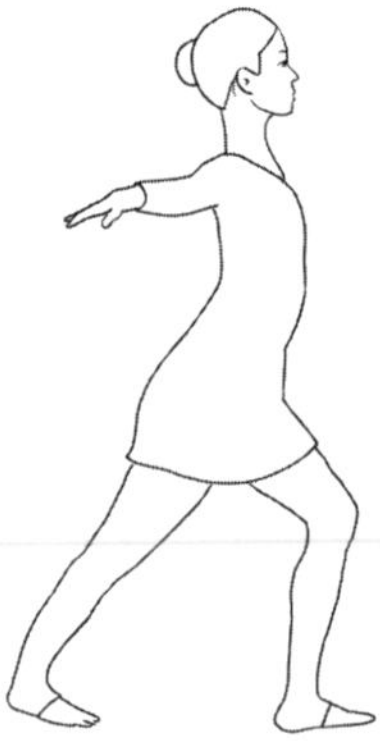

방법: 1) 다리를 어깨 너비로 벌리고 팔은 앞으로 나란히 자세를 하고 선다.

2) 한 발을 앞으로 내디디고 양팔을 좌우로 최대한 벌리며 가슴을 쭉 내민다.

3) 양발을 바꾸며 좌우 5회 정도 반복한다.

효과: ⑧의 동작보다 좀더 강한 효과를 볼 수 있고, 요추 부위에도 좋다.

10) 허리 굽히기

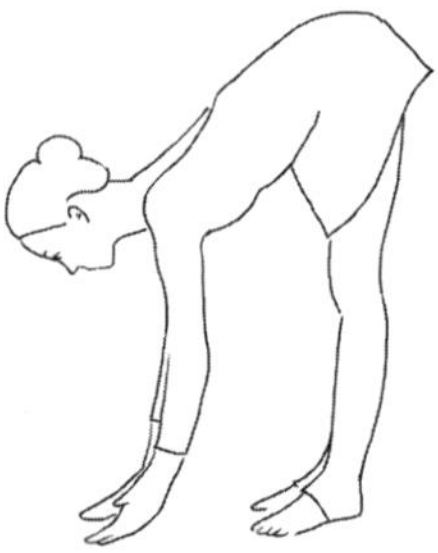

방법: 1) 다리를 어깨 너비로 벌리고 편하게 선다.

2) 무릎은 구부리지 말고 손으로 땅을 짚을 수 있을 만큼 상체를 숙인다.

3) 5회 정도 반복한다.

효과: 허리와 하체의 신전 운동으로 이 부위의 유연성 강화와 뼈의 성장에 도움을 준다.

11) 상체 뒤로 젖히기

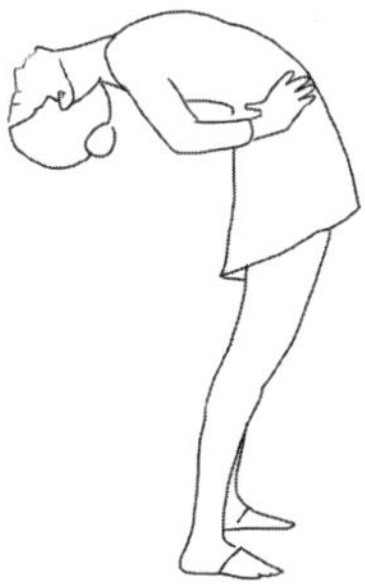

방법: 1) 다리를 어깨 너비로 벌리고 손은 허리에 대고 선다.

2) 상체를 최대한 뒤로 젖힌다.

효과: 척추의 유연성과 성장에 도움이 되며, 특히 요추 부위에 좋다.

12) 상체 숙여 깍지 낀 손 앞으로 넘기기

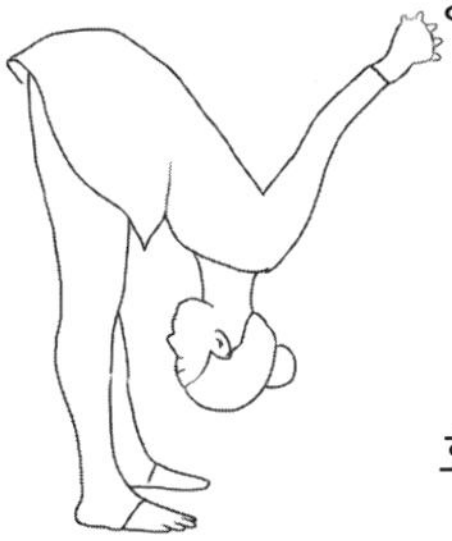

방법: 1) 다리를 어깨 너비로 벌리고 손은 허리 뒤로 깍지를 낀다.

2) 상체를 숙이며 깍지 낀 손을 앞으로 넘긴다. 이때 고개를 편하게 숙인다.

효과: 하체의 신전 운동은 물론 허리, 어깨, 팔 관절의 유연성을 강화하며, 이 부위의 성장판 자극에도 좋다.

13)무릎 들어 뻗어 차기

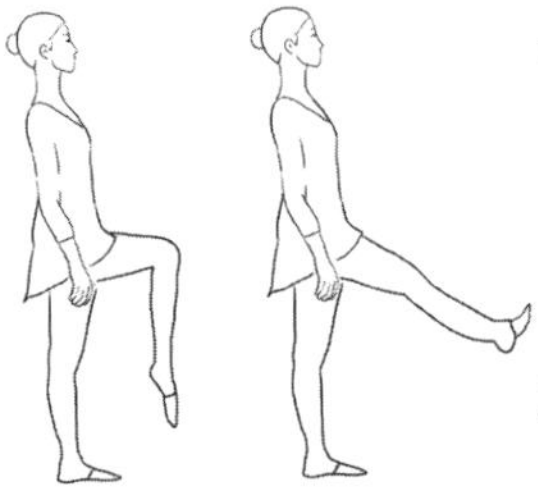

방법: 1) 오른무릎을 가볍게 들고 선다.

2) 들고 있던 오른다리를 뻗어 찬다. 오른발, 왼발을 교대로 10회 정도 반복한다.

효과: 발목, 무릎, 고관절 등 하체에 있는 성장판을 자극해 하체 성장에 도움이 된다.

14) 다리 벌려 앉았다 일어나기

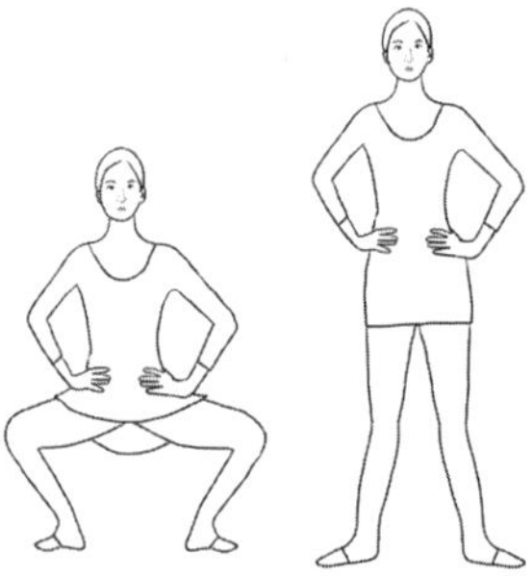

방법: 1) 다리를 어깨 너비로 벌리고 손은 허리에 대고 선다.

2) 앉았다 일어나는 동작을 반복한다. 이때 발끝은 좌우를 가리킨다.

효과: 고관절과 무릎 부위의 굴신 운동으로, 성장판을 자극하고 유연성을 길러준다.

15) 다리 뻗어 양손으로 누르며 구부리기

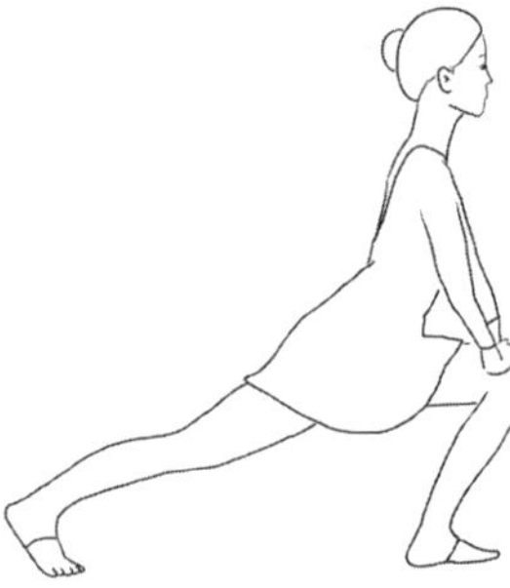

방법: 1) 오른다리를 한 걸음 앞으로 내디디고 선다.

2) 오른무릎을 양손으로 누르며 구부린다. 이때 왼다리는 최대한 신전시키고 허리를 곧게 편다.

3) 좌우 5회 정도 반복한다.

효과: 무릎과 고관절, 요추 부위의 신전 효과로 유연성 강화와 성장판 자극, 뼈와 근육의 성장에 도

움을 준다.

16) 상체 숙여 균형 유지하기

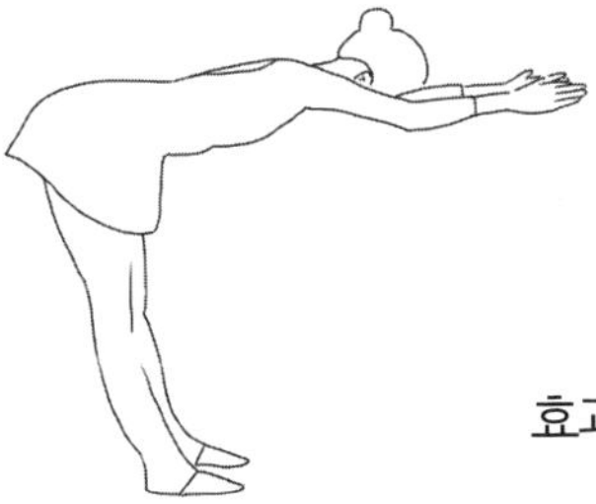

방법: 1) 다리를 가볍게 벌리고 편하게 선다.

2) 상체를 90도 숙인 다음 양팔을 앞으로 쭉 뻗는다.

3) 이 상태로 균형을 잡고 5초 정도 유지한다.

효과: 균형성 증진, 허리와 하체의 근력 강화에 효과적이다.

17) 상체 숙여 발목 잡기

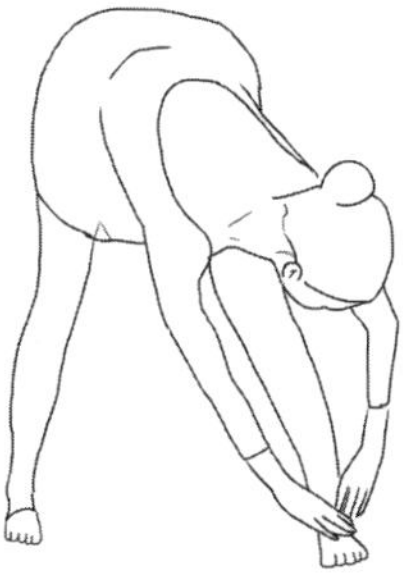

방법: 1) 다리를 어깨보다 좀더 넓게 벌리고 선다.

2) 상체를 숙여 양손으로 오른발목을 잡는다.

3) 같은 방법으로 왼발목도 잡아 좌우 5회 정도 반복한다.

효과: 하체와 골반, 요추를 교정하고 성장판을 자극해 이 부위의 성장에 도움이 된다.

18) 다리 엇갈려 상체 숙이기

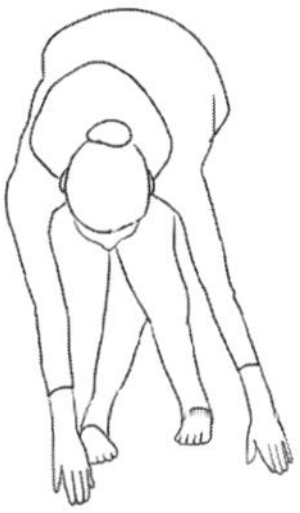

방법: 1) 양다리를 엇갈리게 하고 서서 손이 땅에 닿도록 상체를 숙인다.

2) 이 동작을 5~10회 반복한다.

효과: 골반의 교정과 하체의 성장판 자극 효과가 있다.

19) 무릎 감싼 채 당기기

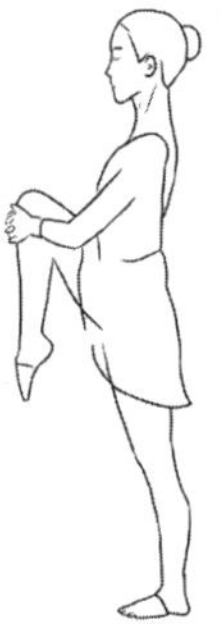

방법: 1) 다리를 모으고 바르게 선다.

2) 오른무릎을 들어 올려 양손으로 무릎을 감싸고 가슴 쪽으로 최대한 당긴다.

3) 왼쪽도 같은 방법으로 반복한다.

효과: 균형성 증진에 좋고, 고관절과 무릎 성장판을 자극하여 신전 운동 효과가 있다.

20) 발목 잡고 다리 뒤로 올리기

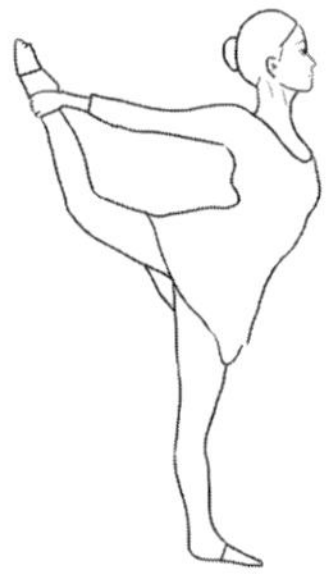

방법: 1) 오른다리를 뒤로 들고 오른손으로 발목을 잡고 선다.

2) 다리를 뒤로 쭉 뻗으며 들어 올린다. 왼다리도 같은 방법으로 반복한다.

효과: 균형성 증진과 하체 전면의 신전 운동, 고관절과 무릎 부위의 성장판 자극 효과가 있다.

21) 맨손으로 줄넘기 하기

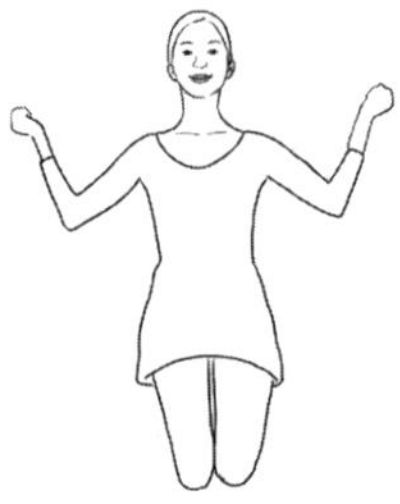

방법: 1) 맨손으로 줄넘기하는 동작을 해본다.

2) 최대한 높이 점프하되, 10회 이상 반복한다.

효과: 스트레칭 효과는 물론 하체의 성장판을 자극해 성장 증진에 도움이 된다.

3
의자를 이용한 성장 체조

1) 상체 늘어뜨리기

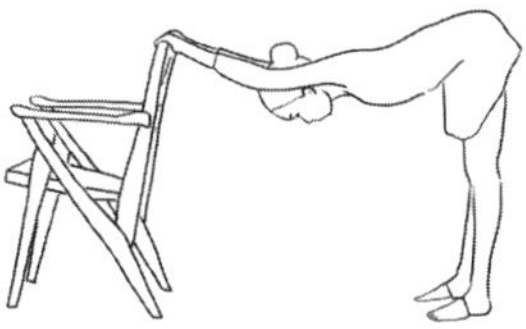

방법: 1) 의자를 잡고 편하게 선다.

2) 허리를 최대한 숙여 상체를 아래로 늘어뜨린다.

3) 5초간 이 동작을 그대로 유지한다.

효과: 척추 주위의 긴장된 근육을 풀어 주어 척추의 올바른 형성과 성장에 도움이 된다.

2) 상체 젖히기

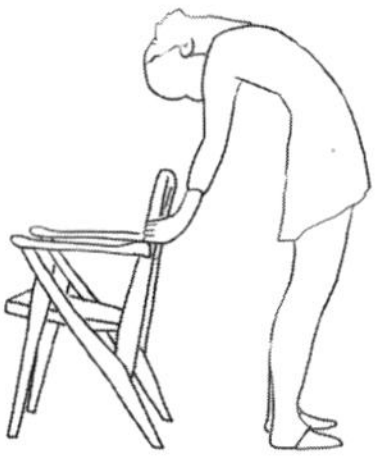

방법: 1) 양팔을 뒤로 뻗어 의자를 잡고 선다.

2) 상체를 최대한 젖힌다.

3) 5회 정도 반복한다.

효과: 척추의 변형을 잡아 주고 척추의 성장에 도움이 된다.

3) 한쪽 다리 올려 무릎 밀기

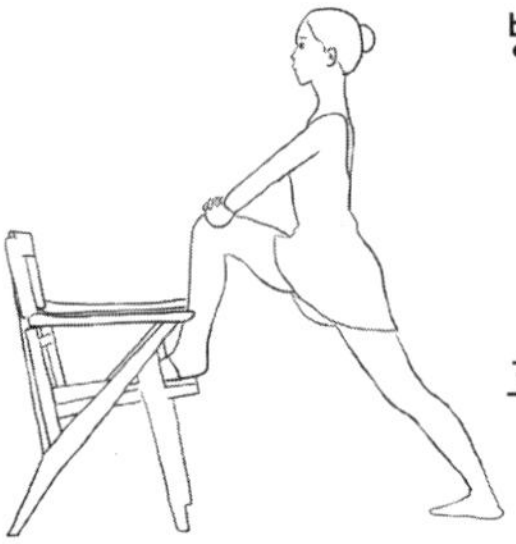

방법: 1) 한쪽 다리를 의자에 올려놓고 선다.

2) 무릎을 앞으로 밀면서 눌러 준다. 이때 반대편 다리는 최대한 신전시킨다.

효과: 무릎과 고관절의 성장판을 자극하고 유연성 증진에 도움이 된다.

4) 옆구리 늘리기

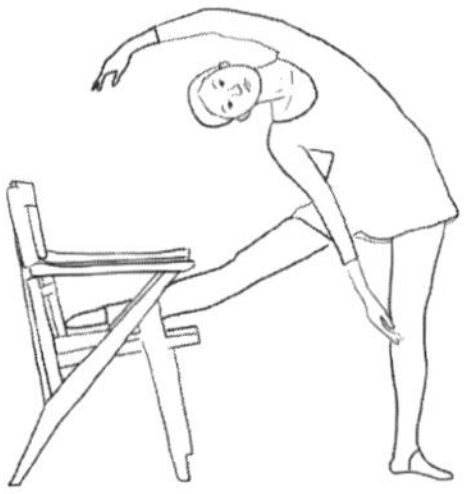

방법: 1) 왼쪽 다리를 의자에 올려놓고 오른팔을 왼쪽으로 향하게 하고

2) 왼팔은 오른쪽 아래를 향하도록 하여 옆구리 운동을 한다. 이때 옆구리를 최대한 신전시킨다.

3) 반대 쪽도 같은 방법으로 반복한다.

효과: 성장 체조 1단계의 ⑥ 동작이 좀더 강화된 것으로 요추와 골반, 고관절의 유연성에 도움이 되고, 교정과 성장 증진에 좋다.

5) 한쪽 다리 들어 올리기

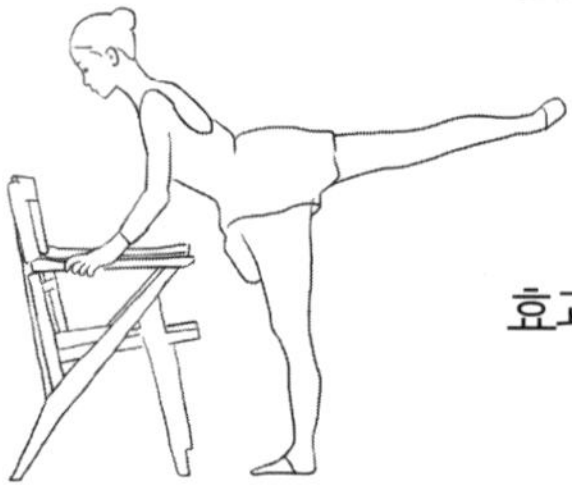

방법: 1) 의자를 잡고 선다.

2) 한쪽 다리를 뒤로 들어 최대한 위로 찬다.

3) 10회 정도 반복한다.

효과: 고관절과 하체의 성장판을 자극해 성장에 도

움이 된다.

6) 앉아서 옆구리 운동

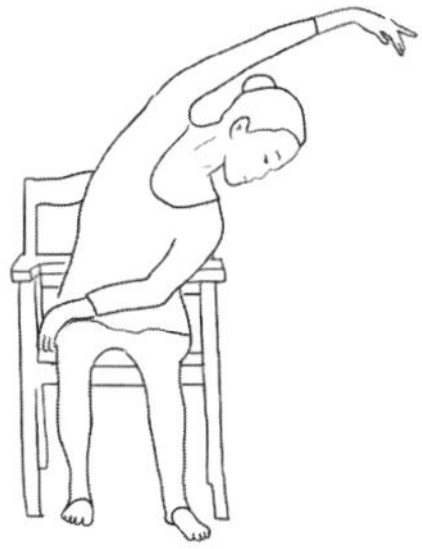

방법: 1) 의자에 앉은 자세에서 한쪽 팔을 들어 옆구리 운동을 한다.

2) 좌우 5회 정도 반복한다.

효과: 이 동작은 흉추의 자극과 교정에 좋다.

7) 앉아서 상체 좌우 돌리기

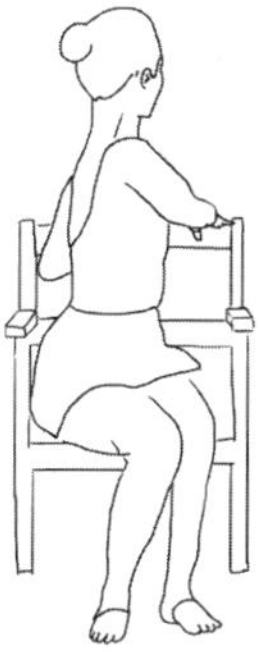

방법: 1) 의자에 편하게 앉은 상태에서 상체를 좌우로 돌린다.

2) 상체 회전 운동을 5회 정도 반복한다.

효과: 척추의 유연성 강화와 교정에 도움을 준다.

8)앉아서 양손 발끝에 대기

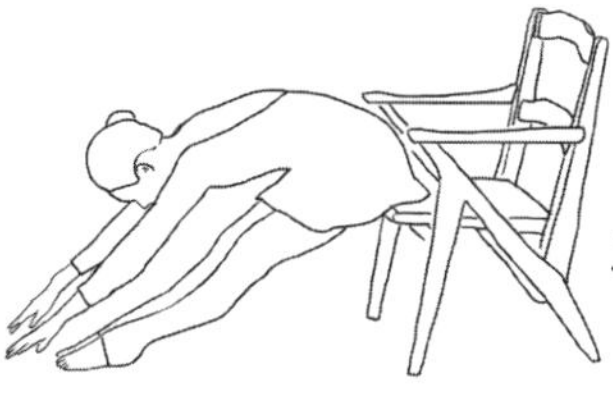

방법: 1) 의자에 편하게 앉은 상태에서 다리를 뻗는다.

2) 상체를 최대한 숙여 양손을 발끝에 댄다.

효과: 상체와 하체를 동시에 스트레칭하면서 신전하는 효과를 볼 수 있다.

9) 상체 숙여 의자 다리 잡기

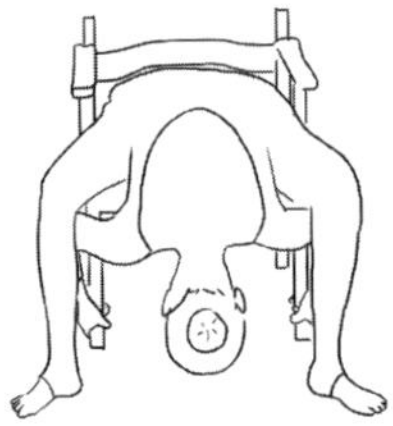

방법: 1) 의자에 앉은 상태에서 다리를 약간 벌린다.

2) 상체를 숙여 손으로 의자 다리를 잡는다.

효과: 골반의 교정과 척추의 신전 효과가 있다.

4
앉아서 하는 성장 체조

1) 발끝 당겨 발목 접기

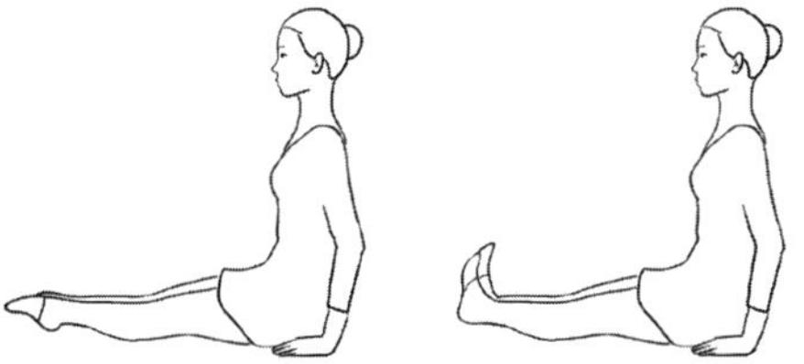

방법: 1) 다리를 쭉 펴고 편하게 앉는다.

2) 발끝을 쭉 뻗어 발목을 펴고, 다시 발끝을 당겨 발목을 잡는다.

3) 5회 정도 반복한다.

효과: 발목 주위의 성장판을 자극하고, 종아리 아래쪽의 근력 강화에 도움을 준다.

2) 앉은 자세에서 목 이완시키기 1

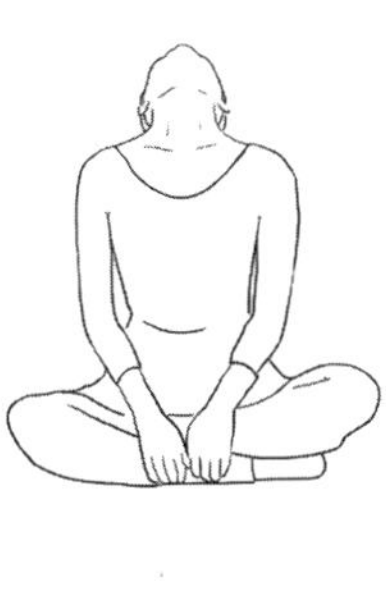

방법: 1) 다리를 모으고 편하게 앉는다.

2) 고개를 숙였다 젖혀 목 부위를 앞뒤로 신전시킨다.

3) 5~10회 반복한다.

효과: 경추 부위를 자극해 교정 · 근육 이완 효과가

있고, 혈액 순환과 피로 회복에 좋다. 또 머리를 맑게 해주고 성장 호르몬 분비를 증진시킨다.

3) 앉은 자세에서 목 이완시키기2

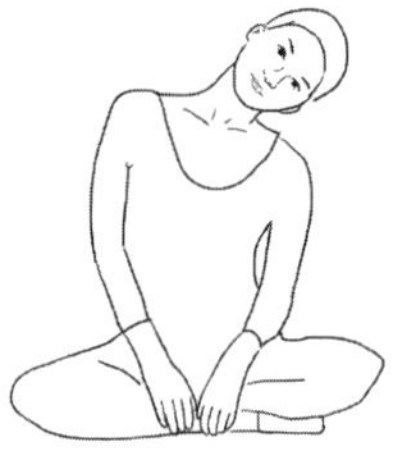

방법: 1) 다리를 모으고 편하게 앉는다.

2) 고개를 좌우로 최대한 신전시킨다.

3) 5~10회 반복한다.

효과: ②의 동작과 같은 효과를 볼 수 있다.

4) 앉아서 양 무릎 누르기

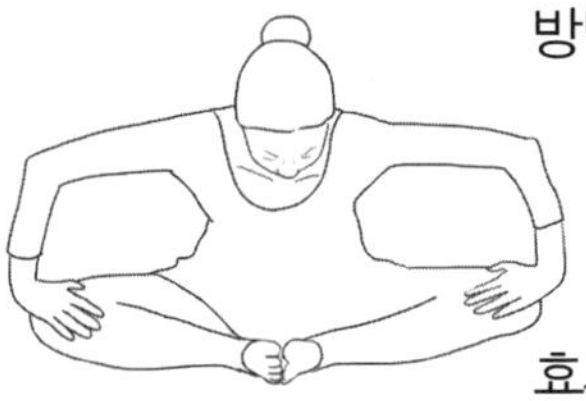

방법: 1) 양쪽 발바닥을 붙이고 앉는다.

2) 양손으로 양 무릎을 지그시 눌러 준다.

3) 5회 정도 반복한다.

효과: 이 동작은 골반의 교정과 고관절의 성장판 자극에 도움이 된다.

5) 양손 깍지 끼고 상체 좌우로 움직이기

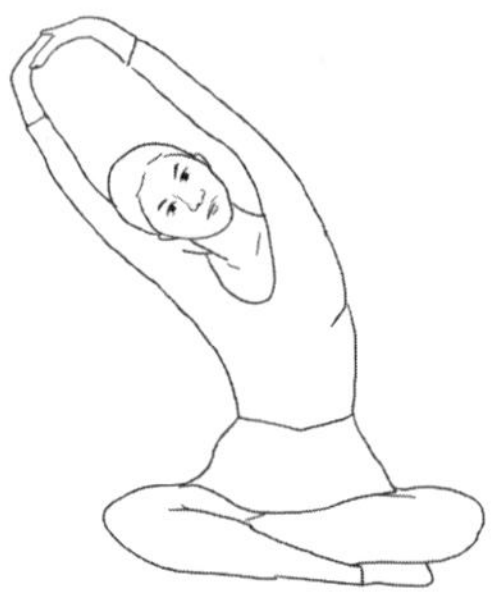

방법: 1) 다리를 모으고 편하게 앉은 자세에서 양팔을 들어 올린다.

2) 양손을 깍지 끼고 좌우로 옆구리 운동을 한다. 이때 양 옆구리를 최대한 신전시킨다.

효과: 흉추와 요추를 자극하고, 척추의 교정 효과가 있어 척추측만증 치료에 효과적이다.

6) 상체 최대한 숙이기

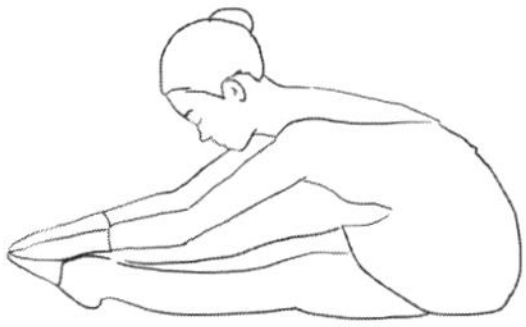

방법: 1) 다리를 쭉 뻗고 편하게 앉는다.

2) 상체를 최대한 숙여 손을 발끝에 댄다.

3) 10회 정도 반복한다.

효과: 이 동작은 상체와 하체를 스트레칭해 유연성을 강화하고, 뼈와 근육의 성장에 도움을 준다.

7) 다리 벌려 옆구리 늘리기

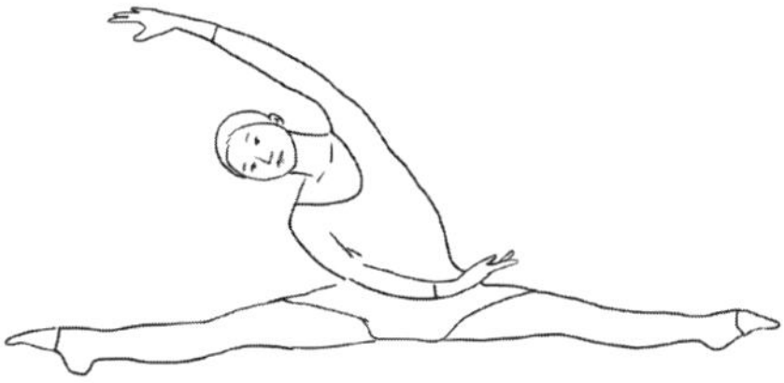

방법: 1) 다리를 최대한 벌리고 앉아 옆구리 운동을 한다.

2) 좌우 번갈아 5회 정도 반복한다. 이때 최대한 옆구리를 신전시켜야 한다.

효과: 척추와 골반, 하체를 스트레칭해 성장판을 자극하고 교정 효과도 있다. 옆구리 운동의 가장 발전된 단계로, 유연성이 부족한 경우에는 약한 단계부터 차례대로 해 주는 것이 좋다.

8) 다리 벌려 상체 숙이기

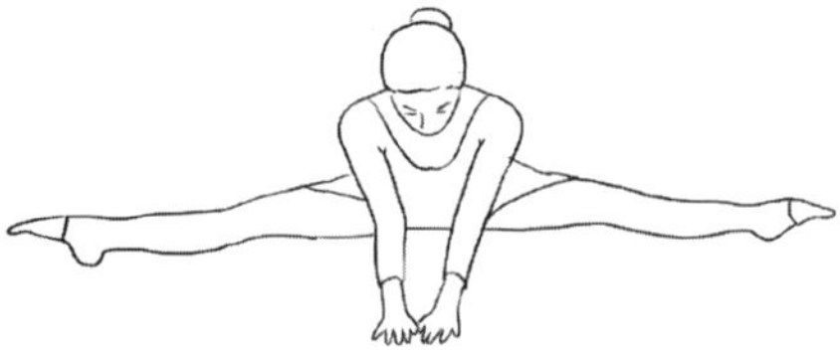

방법: 1) 다리를 최대한 벌리고 앉는다.

2) 상체를 숙이면서 팔을 앞으로 쭉 뻗는다. 이 상태로 5초 정도 유지한다.

효과: 척추 부위의 스트레칭과 근육을 풀어 주는 효과가 있으며, 골반 교정, 하체의 스트레칭과 성장판 자극에 좋다.

9) 다리 벌려 상체 좌우로 숙이기

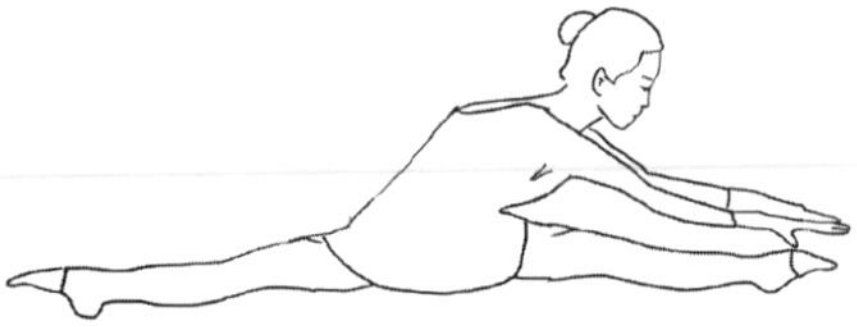

방법: 1) 다리를 최대한 벌리고 앉는다.

2) 상체를 오른쪽으로 숙이고 양손을 오른발 끝에 댄 상태로 3~5초 유지한다.

3) 이 동작을 좌우 5회 이상 반복한다.

효과: 팔과 다리의 성장판을 자극하고 골반과 척추의 교정에도 좋다.

10) 무릎 꿇고 상체 숙이기

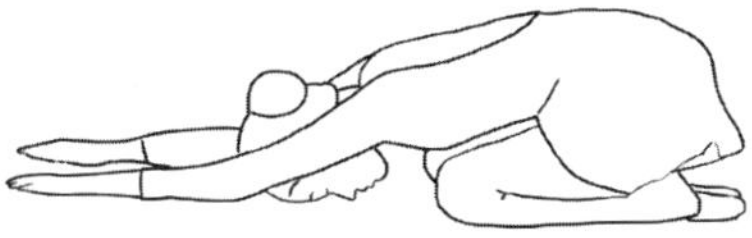

방법: 1) 무릎을 꿇고 앉은 자세에서 상체를 최대한 숙인다.

2) 이때 팔도 쭉 뻗은 상태로 5초 정도 유지한다.

효과: 팔, 척추의 스트레칭과 근육을 풀어 주는 효과가 있다.

11) 무릎 꿇고 상체 젖히기

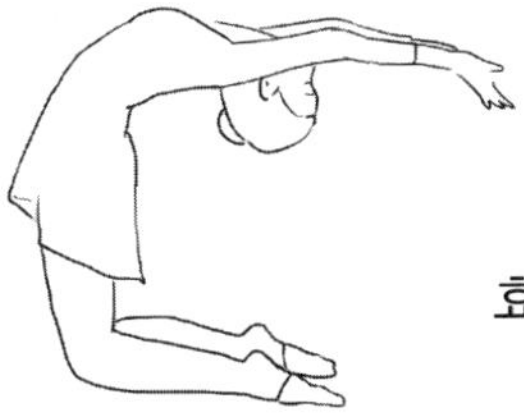

방법: 1) 무릎을 꿇고 앉는다.

2) 양팔을 위로 쭉 뻗은 다음 상체를 최대한 젖힌다.

효과: 척추의 스트레칭과 성장에 좋다.

12)무릎 꿇고 상체 돌리기

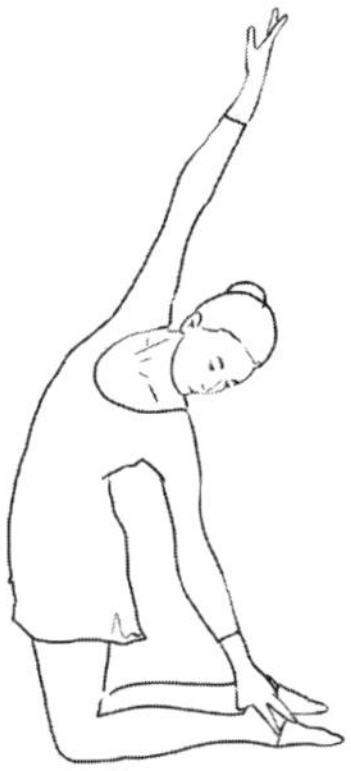

방법: 1) 무릎을 꿇고 앉은 자세에서 양팔을 위로 쭉 뻗는다.

2) 상체를 왼쪽으로 돌려 왼손을 왼발에 댄다.

3) 오른쪽도 같은 방법으로 좌우 5회 정도 반복한다.

효과: 척추의 회전 신전 운동으로 척추 교정과 유연성 강화에 도움이 된다.

13) 다리 쭉 펴 상체 들어 올리기

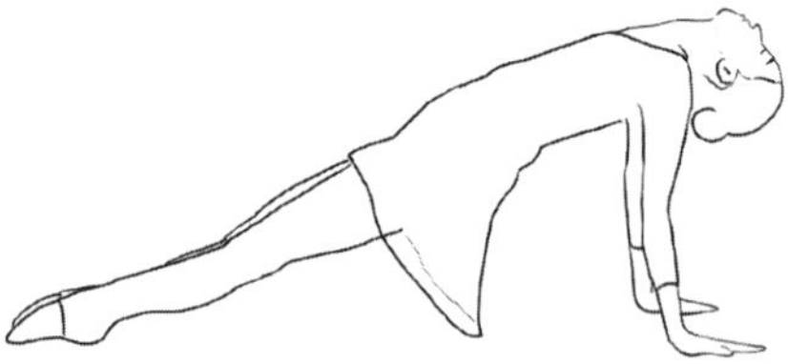

방법: 1) 다리를 쭉 펴고 양손으로 땅을 짚고 앉는다.

2) 몸통과 엉덩이를 들어 올린 상태로 5초 정도 유지한다

효과: 전신 근력 강화와 스트레칭에 효과적인 동작이다.

5
누워서 하는 성장 체조

1) 누워서 몸통 쭉 뻗기

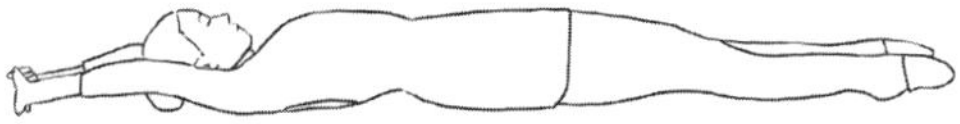

방법: 1) 양손을 배에 올리고 편하게 눕는다.

2) 양팔을 위로 쭉 뻗으며 양발과 발목, 발가락을 동시에 아래로 쭉 뻗는다.

3) 이때 몸통도 위아래로 뻗어주며 신전시킨다는 기분으로 10회 이상 반복한다.

효과: 팔, 다리, 몸통 등 전신을 스트레칭해 키 성장에 많은 도움이 된다.

2) 누워서 무릎 당기기

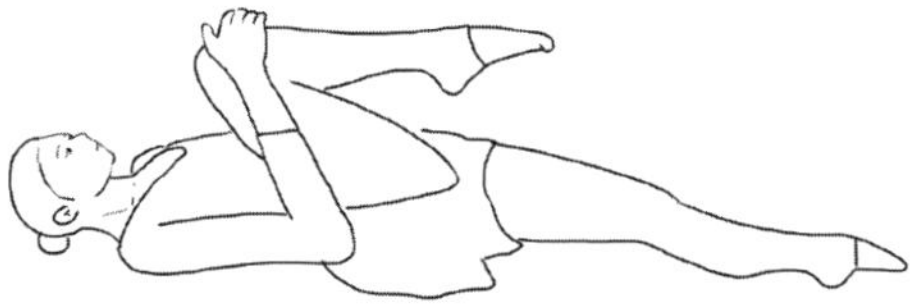

방법: 1) 양손을 배에 올리고 편하게 눕는다.

2) 양손으로 오른무릎을 잡고 배 쪽으로 당긴다.

3) 왼무릎도 같은 방법으로 좌우 5회 정도 반복한다.

효과: 고관절과 무릎의 성장판을 자극하며 골반 교정에도 좋다.

3) 무릎 들어 위로 차기

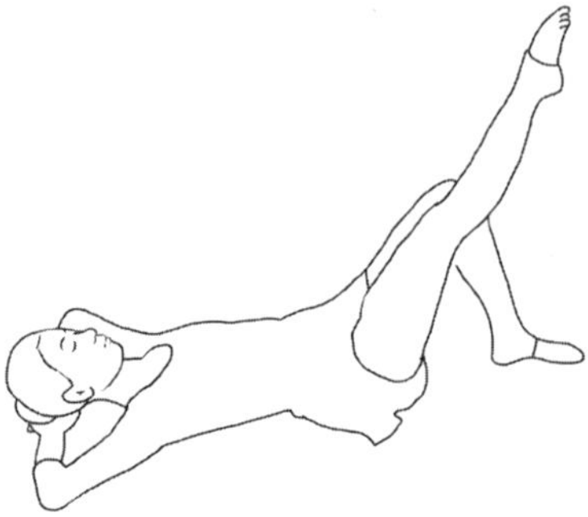

방법: 1) 무릎을 세우고 편하게 눕는다.

2) 오른무릎을 들면서 가볍게 위로 찬다.

3) 왼쪽도 같은 방법으로 좌우 5~10회 반복한다.

효과: 무릎 주위의 성장판 자극에 특히 효과적이다.

4) 누워 수직으로 다리 벌리기

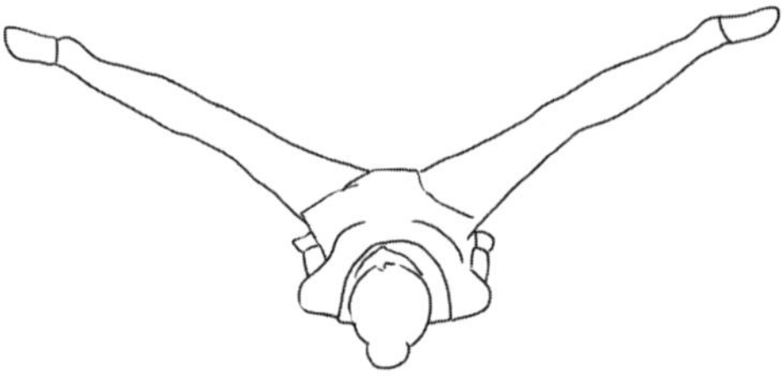

방법: 1) 편하게 눕는다.

2) 양다리를 수직으로 들고, 벌렸다 모았다 한다. 이때 무릎

을 구부려선 안 된다.

3) 5회 정도 반복한다.

효과: 고관절과 골반 운동에 도움이 되며, 고관절의 성장판 자극에 도 좋다.

5) 누워 양손 양발에 대기

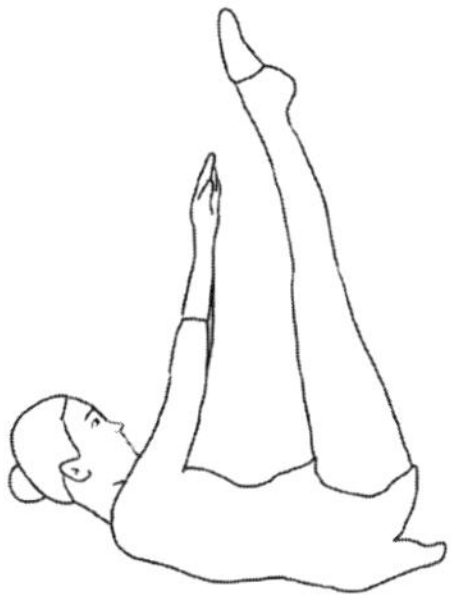

방법: 1) 다리를 뻗고 편하게 누워서 양다리를 수직으로 올린다.

2) 양팔을 위로 뻗으며 상체를 들어 양손을 양발에 댄다.

3) 5회 정도 반복한다.

효과: 전신의 스트레칭 효과가 있으며, 특히 고관절과 척추의 스트레칭, 교정에 좋다.

6) 다리 머리 위로 넘기기

방법: 1) 누워서 양팔을 벌리고 무릎을 세운다.

2) 다리를 머리 위로 넘긴다. 이 상태로 5초 정도 유지한다.

효과: 척추 부위의 스트레칭과 자극에 도움이 된다.

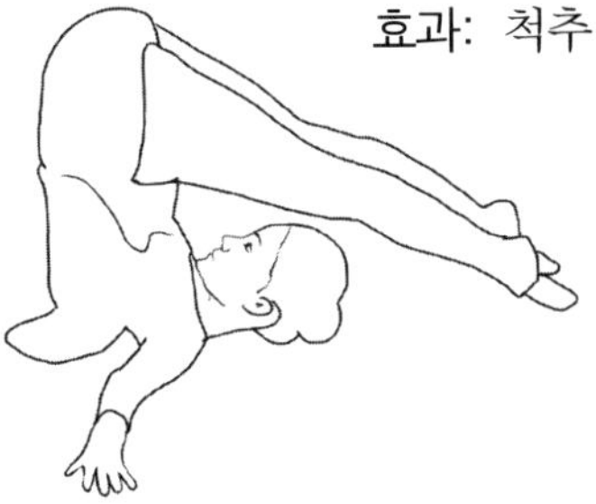

7) 양팔 벌려 다리 반대쪽에 대기

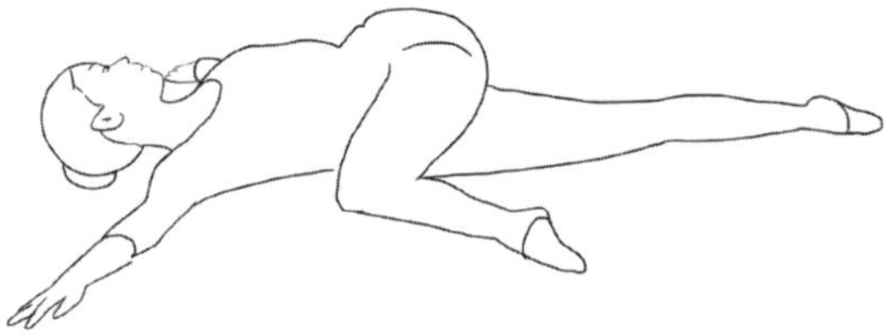

방법: 1) 양팔을 벌리고 누운 자세에서 한쪽 다리를 들어 반대쪽 바닥에 댄다.

2) 이때 얼굴은 정면을 향하고, 양쪽을 반복한다.

효과: 골반 요추 , 고관절의 회전 스트레칭 운동으로 교정과 스트레칭 효과가 있고, 고관절의 성장판을 자극한다.

8)옆으로 누워 다리 뻗기

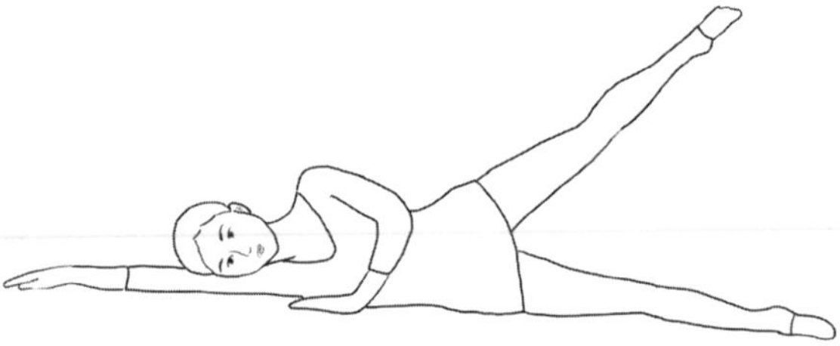

방법: 1) 옆으로 눕는다.

2) 한쪽 다리를 들어 최대한 위로 뻗는다.

3) 좌우 번갈아 5회 정도 반복한다.

효과: 고관절의 성장판 자극에 도움을 준다.

9) 엎드려 팔다리 반대로 들어 올리기

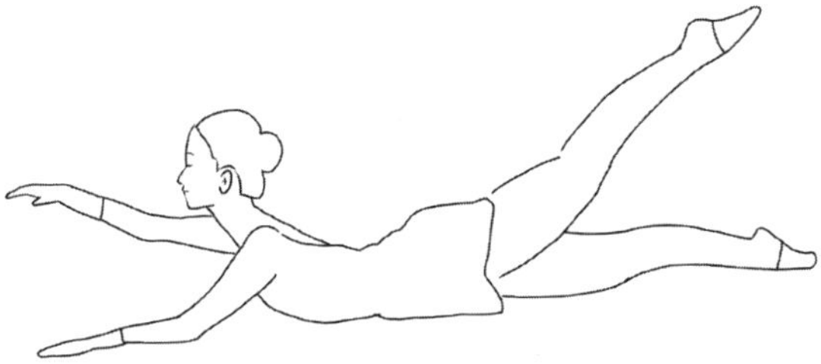

방법: 1) 엎드려서 오른팔과 왼다리를 최대한 위아래로 뻗으며 들어 올린다.

2) 반대로 왼팔과 오른다리도 동시에 최대한 위아래로 뻗으면서 들어 올린다.

3) 5회 정도 반복한다.

효과: 팔다리의 스트레칭과 성장판 자극 효과가 있으며, 척추의 올바른 성장에도 도움이 된다.

10) 엎드려 상체 젖히기

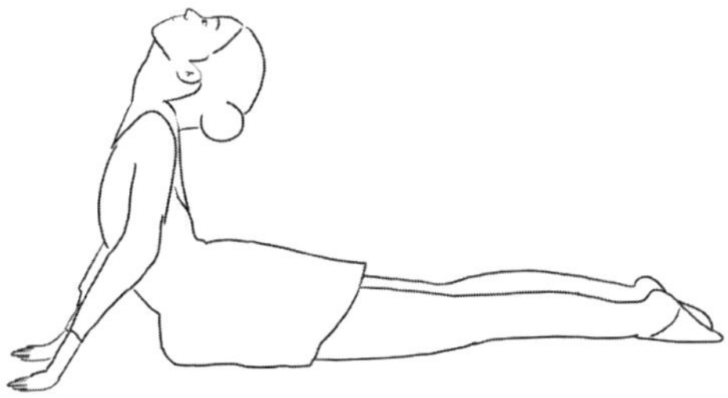

방법: 1) 양손으로 땅을 짚고 엎드린다.

2) 양팔을 뻗어 상체를 최대한 젖힌다. 이 상태로 5초 정도 유지한다.

효과: 척추 스트레칭과 교정 효과를 동시에 얻을 수 있다.

11) 엎드려 양팔로 양다리 잡기

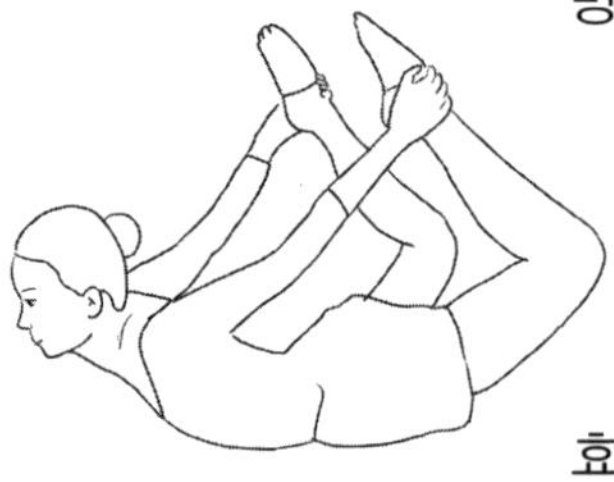

방법: 1) 편하게 엎드린다.

2) 가슴과 다리를 최대한 뒤로 들어 올려 양팔로 양다리를 잡는다. 이 상태로 5초 정도 유지한다.

효과: 척추의 스트레칭과 교정 효과가 있고, 팔다리의 유연성 강화에도 좋다.

12) 엎드려 양팔과 양다리 들어 올리기

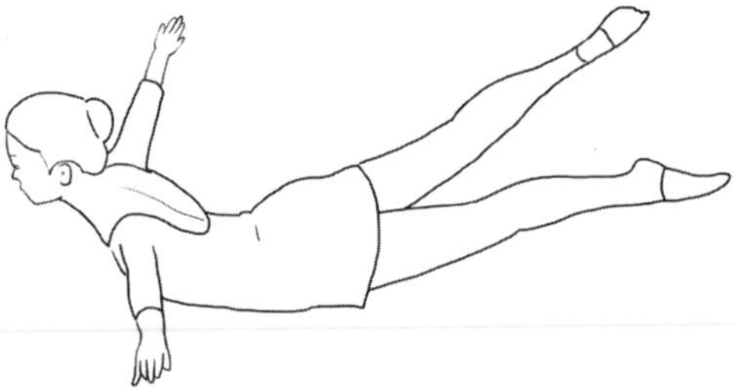

방법: 1) 양팔을 벌리고 편하게 눕는다.

2) 양팔과 양다리를 들어 올려 비행기 모양 자세를 취한다. 이 상태로 5초 정도 유지한다.

효과: 팔다리, 몸통의 사방 스트레칭 운동으로 근력 강화에 도움을 준다.

13) 누워 자전거 타기

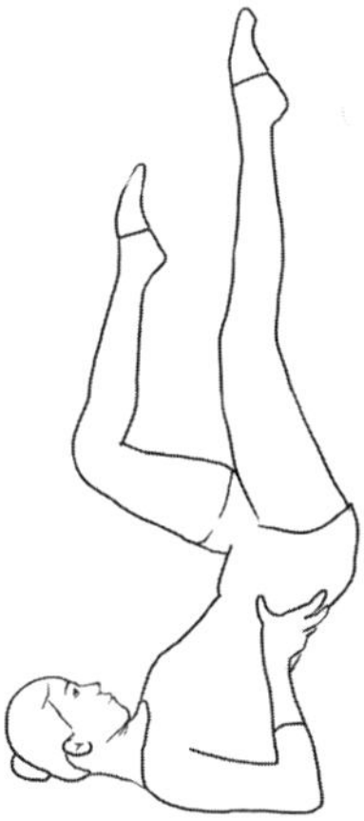

방법: 1) 누운 상태에서 양다리와 엉덩이를 들어 올려 자전거 타는 자세를 취한다.

2) 양다리를 돌려 자전거 타는 동작을 반복한다.

효과: 균형성 증진과 근력 강화, 무릎과 고관절의 성장판 자극에 좋다.

14) 몸을 동그랗게 접어 시소 타기

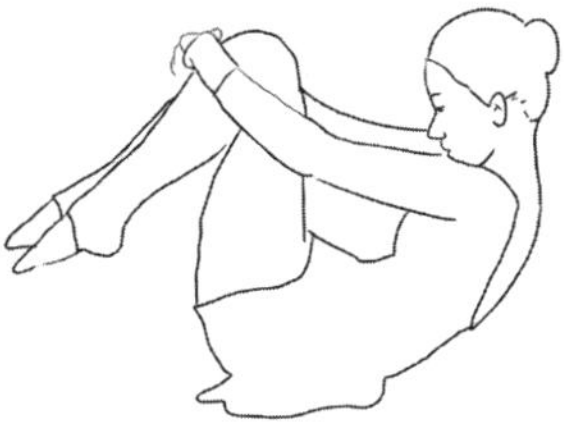

방법: 1) 누워서 양손으로 무릎을 잡는다.

2) 몸을 가슴 쪽으로 당겨 동그랗게 접은 상태로 시소를 타듯이 위아래로 움직인다.

효과: 척추의 자극과 성장에 도움이 된다.

6
경혈 지압법(키 크는 지압)

한의학에서는 '경락'과 '경혈'이라는 개념이 있다. 인체 내부의 장기와 기관, 조직의 기혈이 순행하는 통로를 경락(經絡)이라고 하며, 이 경락에 있는 각각의 반응점을 경혈(經穴)이라고 한다.

우리 몸에는 12개의 정경락(正經絡)과 365개의 경혈이 있다. 이 경락과 경혈은 장기의 질병에 대한 반응점인 동시에 치료점이 된다. 각각의 경혈에 침과 뜸 등으로 자극을 주어 질병을 예방 · 치료하는 것이다. 이런 치료 행위는 전문 지식이 있어야 가능하지만, 가정에서 손가락 등을 이용해 지압하는 것만으로도 키의 성장과 장기의 건강, 집중력 향상에 도움을 줄 수 있다.

여기에서는 키의 성장에 도움을 주는 경혈 지압법을 소개한다. 사진을 참조해 부모와 자녀가 매일 규칙적으로 경혈 지압법을 활용한다면 자녀의 키 성장은 물론 장기의 건강에도 도움이 될 것이다.

• **두피**(頭皮)

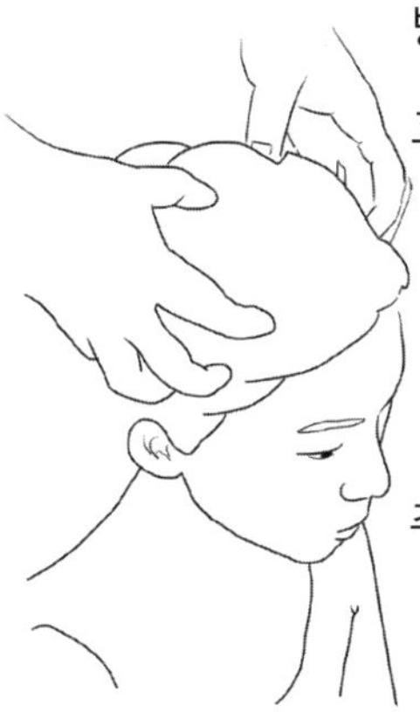

방법: 손가락 끝으로 두피를 가볍게 누른다.

효과: 두피와 두부(頭部)에 있는 경혈을 자극해 정신적 안정과 스트레스 해소에 좋다. 또 성장 호르몬 분비와 혈액 순환을 촉진시켜 머리를 맑게 함으로써 집중력이 향상된다.

주의: 단, 5세 이하의 어린이들은 삼가는 것이 좋다.

• **손바닥 · 발바닥**

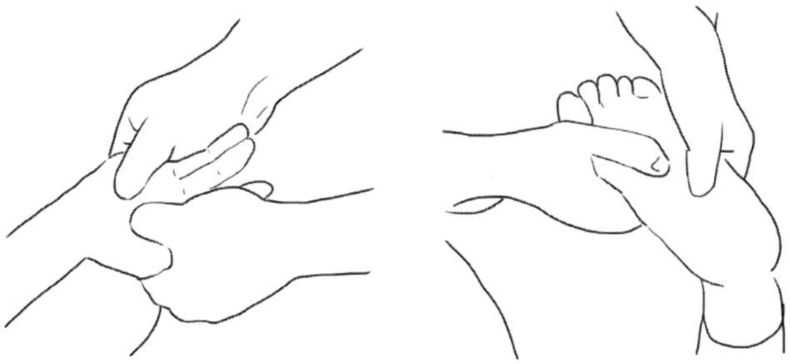

방법: 1) 가볍게 두드리거나 주물러 준다. 손바닥과 발바닥은 오장육부의 반응점들이 분포되어 있는 전신의 축소판이라고 할 수 있다.

2) 손바닥과 발바닥을 가볍게 오므렸다 폈다 하는 동작을 반복하는 것도 좋다.

효과: 장기의 기능이 강화되고, 팔다리의 혈액 순환과 뼈의 성장에 효과적이다.

• **백회**(百會)

위치: 머리 한가운데의 가장 높은 지점이다. 머리 한가운데서 뒤쪽으로 이은 선과 양쪽 귀의 맨 윗부분을 이은 선이 만나는 지점이다.

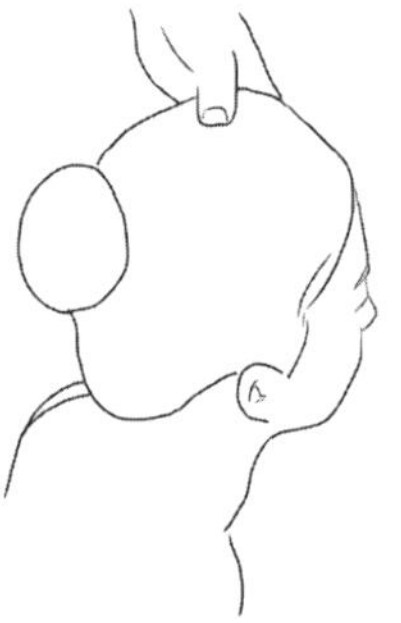

방법: 백회 부위를 엄지손가락으로 누른다.

효과: 백회는 여러 경락이 교차하는 위치로 만성적인 두통과 어지럼증, 과도한 스트레스, 불면증, 뇌와 정신 계통을 치료하는 경혈이다. 머리를 맑게 하며 정신적 안정을 주고, 성장 호르몬 분비를 촉진시키는 효능도 있다.

• **수구**(水溝)

위치: 수구는 우리가 흔히 알고 있는 인중이다. 코와 윗입술 사이의 옴폭 파인 부분의 위에서 3분의 1에 해당하는 지점이다.

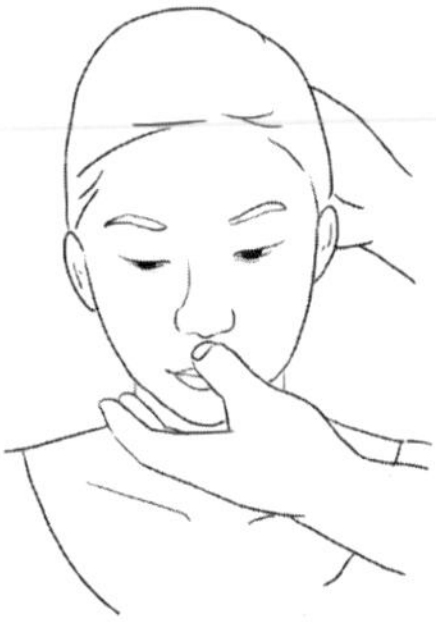

방법: 수구 부위를 엄지손가락으로 누른다.

효과: 이곳을 누르면 정신이 맑아지고, 허리와 척추의 유연성에도 좋다, 각종 신경 정신 계통의 질환에 적용될 수 있으며, 안면부 질환, 특히 코 질환에 효과적이다. 각종 척추 질환에도 응용될 수 있다.

• 풍지(風池)

위치: 뒷머리와 목이 연결된 부위의 중앙에 움푹 파인 곳에서 양쪽으로 3~4cm 파인 부위다.

방법: 다른 사람의 도움을 받아 지압한다. 풍지 양 부위를 두 엄지 손가락으로 누른다.

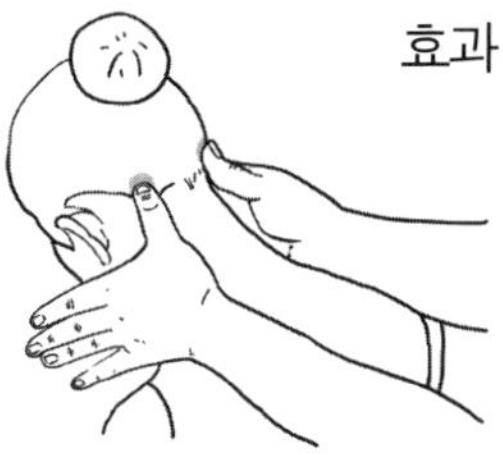

효과: 풍사(風邪)로 인한 질환에 특효 혈이다. 중풍 질환의 주 치료 혈이며, 만성 두통과 항강(목)통, 머리가 맑지 못하거나 어지럼증, 뇌 · 코 · 귀 · 눈 질환에도 사용된다. 성장 호르몬의 분비를 촉진시키는 효능도 있다.

• 족태양방광경(足太陽膀胱經)

위치: 척추 중앙선에서 좌우로 2cm 정도의 부위.

방법: 척추의 위에서 아래, 즉 흉추(등)부터 요추(허리)까지 따라 내려오면서 손가락이나 손바닥으로 가볍게 누른다.

효과: 1) 신 · 방광 질환에 좋고, 오장육부의 반응점이 있어 지압을 통해 오장육부의 기능을 활성화할 수 있다.

2) 또 척추의 성장에 도움을 주며, 척추측만증이나 척추과다 · 과소 전만증 등 척추 변형 질환에도 좋다.

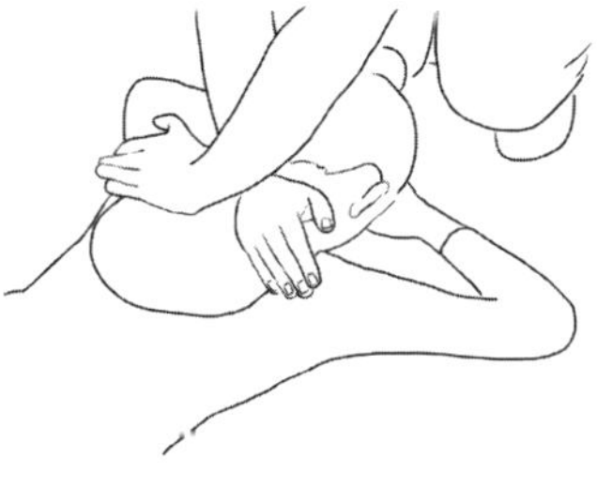

3) 장시간 의자에 앉아 있는 청소년들의 척추 근육 긴장을 풀어주어 피로 회복과 집중력 강화, 자세 교정, 척추의 올바른 형성과 성장에 효과적이다.

• **환도(環刀)**

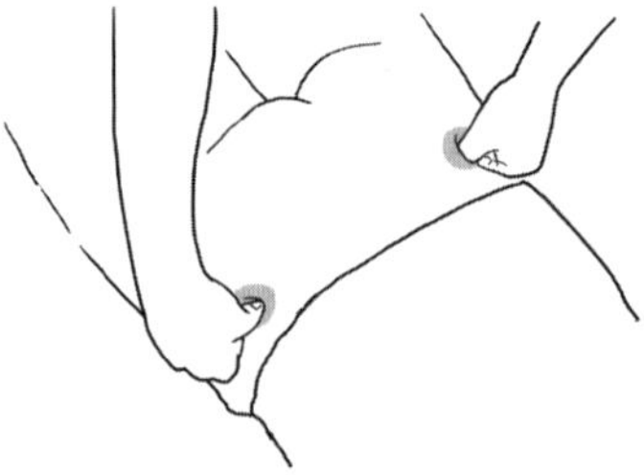

위치: 엉덩이에 힘을 주고 오므렸을 때 양쪽에 움푹 파인 부위의 위쪽으로, 골반뼈와 대퇴골이 만나는 부위의 바깥쪽에 해당된다.

방법: 환도 부위를 엄지손가락이나 주먹을 쥔 채 눌러 준다.

효과: 1) 허리와 골반 질환에 사용되는 경혈이다. 허리와 골반, 하체를 부드럽게 하고 각 경락의 소통을 원활히 한다.

2) 만성 요통과 좌골신경통, 하지 마비와 동통성 질환 등에 사용된다.

3) 척추, 골반, 하체의 강화와 이 부위의 뼈 성장에 도움을 주며, 주위에 대퇴골의 성장판이 있어 대퇴골의 성장에 좋다.

• **승부(承扶)**

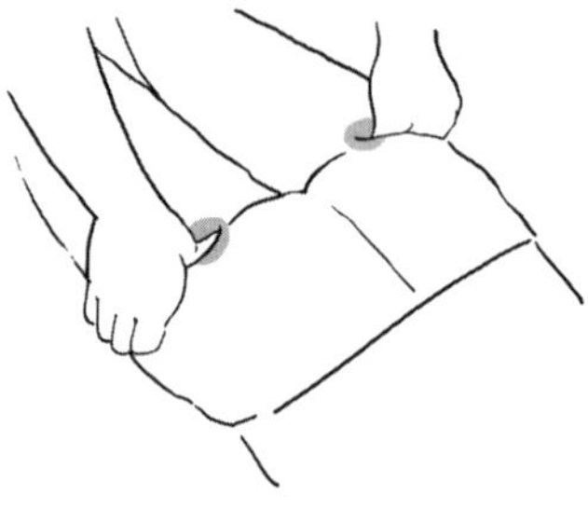

위치: 엉덩이와 다리가 만나는 부위로, 엉덩이 맨 아래쪽 접히는 곳의 중앙이다.

방법: 승부 부위를 엄지손가락으로 눌러 준다.

적용: 1) 만성 요통과 좌골신경통, 하지 마비와 동통 질환에 사용된다.

2) 소변이 원활치 못하거나 변비가 있을 때도 좋다.

3) 주위에 대퇴골의 성장판이 있어 대퇴골의 성장에 도움을 준다.

• **위중(委中)**

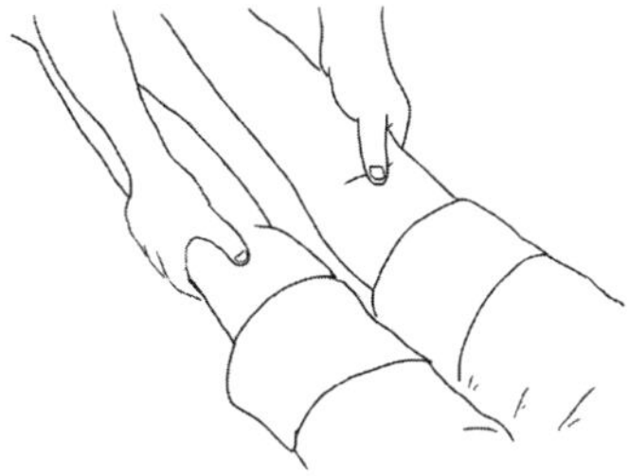

위치: 무릎 뒤에 여러 개의 주름이 있는 중앙부다.

방법: 엄지손가락으로 눌러 준다.

적용: 1) 허리 · 무릎 · 좌골 · 하지 질환에 사용되며, 소화기 질환에도 효과적이다.

2) 무릎 위아래에 있는 대퇴골, 경골, 비골의 뼈 성장에 도움을 준다.

3) 경혈의 위치가 이 뼈들에 있는 성장판 중앙이라 성장판 자극에도 좋다.

• **승근**(承筋)

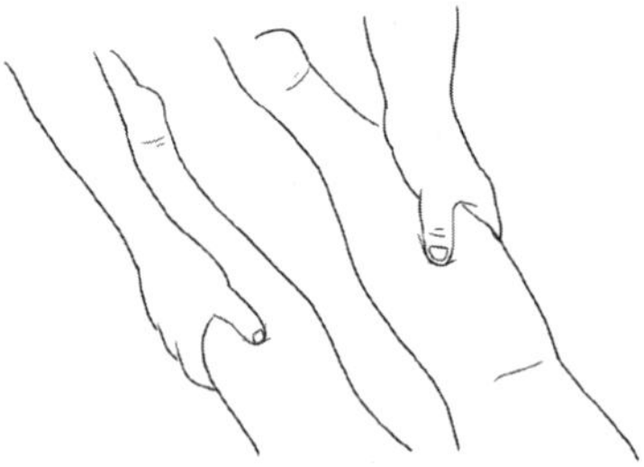

위치: 위중혈과 발목 뒤를 이은 선의 위에서 3분의 1 정도에 위치하고 있다.

방법: 엄지손가락으로 눌러 준다.

효과: 1) 승근혈 주위의 근육통과 하지 마비, 동통과 만성 요통에 사용되며, 두통에도 활용할 수 있다.

2) 무릎과 발 사이에 있는 비골과 경골의 중간에 위치해 이 부위의 뼈 성장에 도움이 된다.

• **양구**(梁丘)

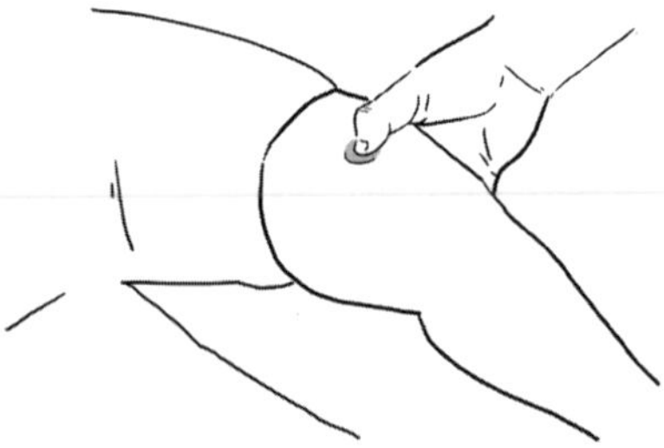

위치: 무릎, 즉 슬개골 바깥쪽 위에서 3cm 정도에 있다.

방법: 엄지손가락으로 눌러 주고 나머지 네 손가락으로는 아래 부분을 받쳐 준다.

효과: 1) 양구혈 주위의 각종 슬관절(무릎) 질환에 사용되고 위염, 위통, 설사 등 소화기 질환에 효과적이다.

2) 주위에 대퇴골의 아래쪽 성장판이 있어 대퇴골의 성장에 도움이 된다.

• **슬안**(**膝眼**)

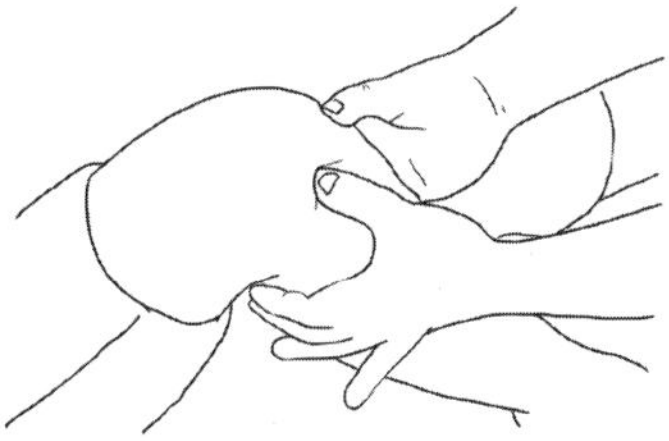

위치: 무릎을 구부렸을 때 슬개골 바로 아래 양쪽으로 움푹 파인 부위다.

방법: 엄지손가락으로 해당 부위를 눌러 주고 나머지 손가락은 받쳐 준다.

효과: 각종 슬관절 질환, 하지 마비와 동통 질환에 사용된다. 무릎 주위의 성장판과 거의 접하고 있어 대퇴골, 비골, 경골 등 하체의 성장에 좋다. 엄지와 검지로 지그시 누르면 된다.

• **족삼리**(**足三里**)

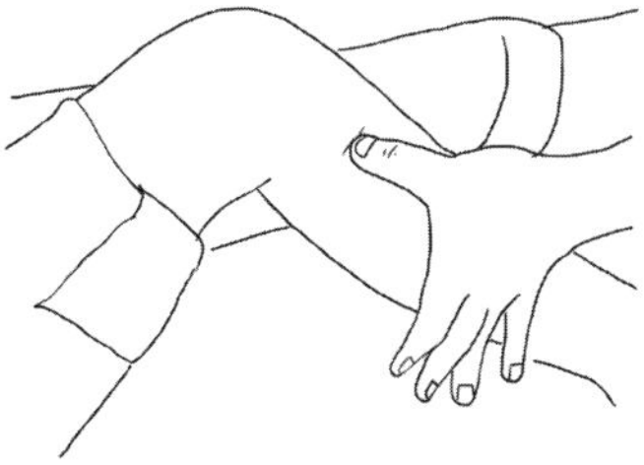

위치: 무릎을 구부렸을 때 무릎 아래에 움푹 파인 곳의 바깥쪽에 위치한 것을 외슬안이라 하며, 족삼리는 이 부위에서 5cm 정도 아래에 있다.

적용: 족삼리의 리(里)는 위장을 가리키는 말로, 위장 질환과 관련이 깊은 경혈이라는 뜻을 함유하고 있다. 위염, 궤양, 장염, 췌장염, 소화 불량 등 소화기 질환의 대표적인 경혈이며, 각종 알러지성 질환이나 허약 체질에도 적용될 수 있다. 주위에 비골과 경골의 위쪽 성장판이 있어 이 부위의 성장에도 도움이 되고, 소화기 허약으로 인한 성장 부진에도 좋다.

• **현종(懸鐘)**

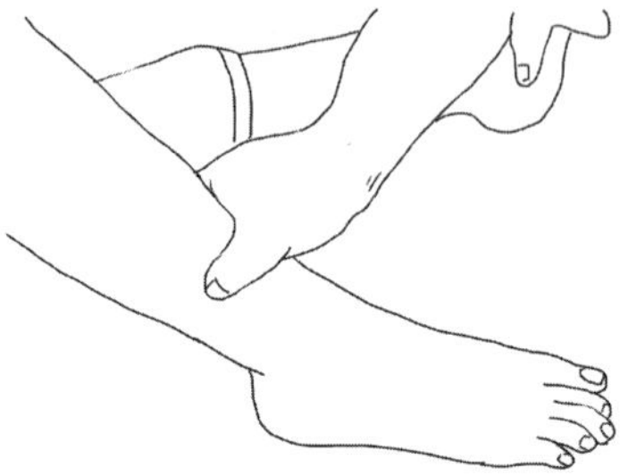

위치: 복사뼈 바깥의 5cm 정도 위쪽에 위치한다.

적용: 좌골신경통, 슬관절 · 발목 관절 질환, 편두통, 편마비 등에 사용된다. 주위에 비골과 경골의 아래쪽 성장판이 있어 이 부위의 성장에 도움이 된다.

• **곤륜(崑崙) · 태계(太谿)**

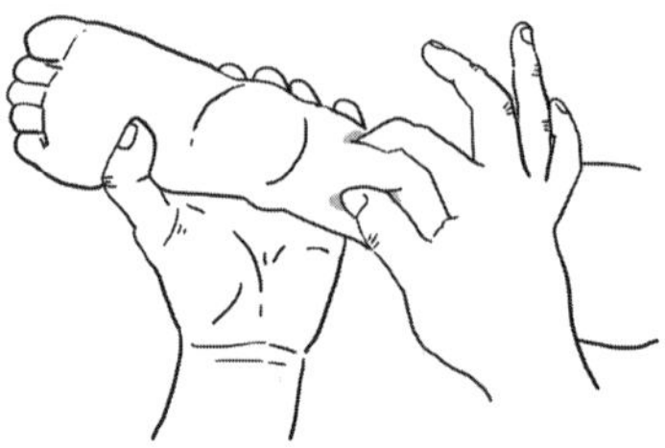

위치: 복사뼈와 아킬레스건 사이의 움푹 파인 부위, 바깥쪽은 곤륜, 안쪽은 태계라 한다.

적용: 곤륜은 허리와 하지 질환, 만성 두통에 좋다. 태계는 신장 기능을 강화하고 허리와 무릎을 튼튼하게 해주며, 신 · 방광 질환에 적용된다. 곤륜과 태계는 발목의 염좌성 질환에도 사용되며, 비골과 경골의 아래쪽 성장판과 맞닿아 있어 이 부위의 성장에 도움을 준다.

• **태충(太衝)**

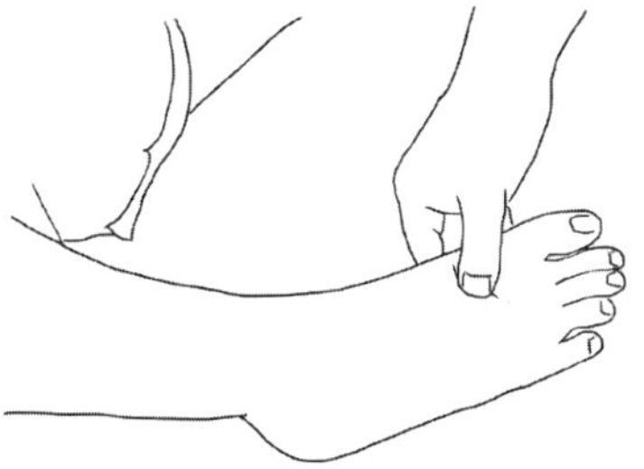

위치: 첫째 발가락과 둘째 발가락이 맞닿는 부위에서 2~3cm 위쪽이다.

적용: 만성 두통, 어지럼증, 고혈압, 불면증, 사지관절동통 등에 사용된다. 간 기능 활성화와 혈액 순환에 좋고, 혈액을 맑게 한다. 성장 호르몬의 분비를 촉진하고 뼈의 성장에 도움을 주며, 특히 과도한 스트레스로 인한 성장 호르몬 분비 저하에 도움이 된다.

제5장

키 작은 아이,
언제 어떻게 치료할까?

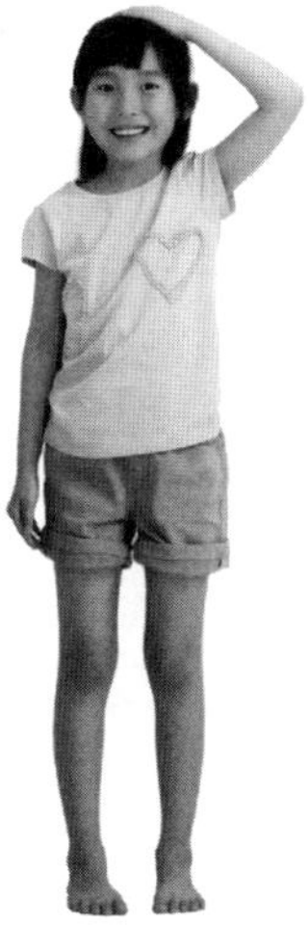

1
키가 크는 규칙과 단계

키가 크는 형태는 사람마다 다르다. 일찍 크고 일찍 멈춰 나중에 키가 작아지는 경우, 어릴 때는 작았는데 나중에 커서 최종 키가 큰 경우, 출생 이후 줄곧 평균치의 성장을 나타내는 경우, 일찍 크지도 않았는데 성장은 빨리 멈춰 버리는 경우, 처음부터 컸는데 성장이 멈추는 시기도 늦어 최종 키가 훨씬 큰 경우 등 각양각색이다.

하지만 키가 자라는 데는 일정한 규칙과 단계가 있다.

거의 모든 사람들이 평균 3.2~3.4kg에 51cm로 태어나 만 2세까지 급속히 성장한다. 이때는 1년에 20~22cm 정도씩 자라 만 2세가 되면 키가 약 90cm에 이른다. 만 2~7세 때는 1년에 6~7cm씩 자라고, 만 7세부터 사춘기 직전에는 1년에 5~6cm씩 자란다.

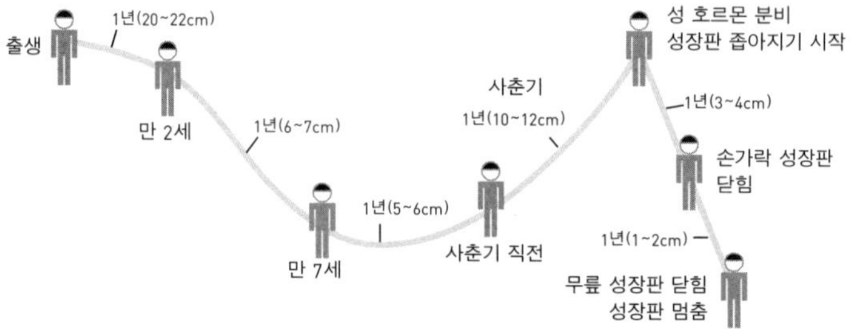

키의 성장 단계

사춘기가 되면 1년에 8~12cm까지 자라는 급성장기를 거치고, 그 후 성장은 급속히 감퇴되어 4~6cm가 더 자라고 멈춘다. 이를 도표로 보면 다음과 같다.

성장 속도

구분	성장 속도(1년)
출생~만 2세	20~22cm
만 2~7세	6~7cm
만 7세~사춘기 직전	5~6cm
사춘기	8~12cm
사춘기 이후	4~6cm

2
아이의 현재 키는 중요하지 않다

예전에는 지금처럼 영양 상태가 좋지 않아 사춘기가 늦게 왔고, 그러다 보니 성장판의 닫힘을 조절하는 성 호르몬의 분비도 늦었다. 수염이 나거나 변성기가 오는 등 사춘기의 특징이 중학교 고학년이나 고등학교 저학년 때 나타나다 보니 성장판이 닫히는 시기 또한 20세 정도였고, 심지어 25세까지 성장판이 닫히지 않는 경우도 있었다는 말이다.

그런데 지금은 어떤가. 요즘은 남자아이들의 변성기는 초등학교 6학년, 중학교 1학년 때 나타난다. 이때부터 거뭇거뭇 수염이 나는 등 사춘기를 겪으면서 부쩍부쩍 키가 큰다. 여자아이들은 초등학교 4~5학년만 되어도 가슴 발육이 본격적으로 시작되고, 6학년이면 50% 이상이 초경을 한다.

그만큼 성 호르몬 분비 시기가 빨라졌다는 뜻이고, 당연히 성장이 멈추는 시기도 빠르다. 평균적으로 남자아이는 고등학교 1학년, 여자아이는 중학교 2학년이면 성장판이 닫히고 더는 키가 자라지 않는다. 즉, 예전에는 오랫동안 조금씩 키가 자란 반면, 요즘은 짧은 시간 동안 한꺼번에 많이 크고 빨리 멈춘다. 그렇기 때문에 중요한 것은 아이의 현재 키가 아니라 성인이 되었을 때의 최종 키다.

물론 사람에 따라 사춘기가 늦게 오고 키가 늦게 크기도 한다. 하지만 예전처럼 20세가 넘어서 키가 많이 자라는 경우는 극히 드물다. 이러한 현상이 나타난 원인은 여러 가지로 볼 수 있다.

첫째, 충분한 영양 섭취로 인해 빠른 성장을 보이는 것이다.

둘째, 동물성 지방, 육식, 패스트푸드 등을 지나치게 많이 섭취해 성호르몬의 분비 시기가 빨라진 것이다.

셋째, 지방이 많은 체격을 들 수 있다.

넷째, 사회 문화의 발달과 변화를 들 수 있다.

다섯째, 스테로이드제제의 복용으로 인한 경우다.

여섯째, 운동 부족도 원인으로 볼 수 있다.

부모님들이 자기 시대의 기준을 적용하여 아이들의 키가 20세가 넘어서도 자란다고 생각하면 큰 오산이고, 자녀의 치료 시기만 놓치는 결과를 낳는다.

현재 아이의 상태를 보고 앞으로 성장 가능성, 즉 키의 성장이 언제 멈추는지 알 수 있는 방법을 간단히 정리해 보았다.

현재 크지만 성장이 일찍 멈추는 아이의 특징

- ☑ 뼈 사진을 통한 검사상 골 연령이 실제 나이보다 많다.
- ☑ 외모가 또래 아이들에 비해서 조숙해 보인다.
- ☑ 초경(여자)과 변성기(남자) 등 2차 성징이 다른 아이들보다 빨리 나타난다.
- ☑ 부모와 부모의 형제, (외)조부모 등 가족 중 키가 일찍 크고 일찍 멈추는 식의 성장 과정을 겪은 경우가 많다.

☑ 출생 이후 치아가 나거나 걷고 말하는 등 성장 발육이 빠르다

☑ 고기와 같은 동물성 음식을 많이 섭취한다.

☑ 키에 비해 체중이 많이 나가고, 몸에 지방이 많다.

☑ 체질적으로 열성이라 몸에 열이 많고 땀을 많이 흘린다.

☑ 아토피성 피부염, 알러지성 비염, 천식 등 알러지성 질환으로 어릴 때 스테로이드제제를 장기간 복용했다.

☑ 육체적으로나 정신적으로 조숙하다.

현재는 작지만 늦게 크는 아이의 특징

☑ 뼈 사진을 통한 검사상 골 연령이 실제 나이보다 어리다.

☑ 외모가 또래 아이들에 비해 어려보이고, 아기 같아 보인다는 말을 많이 듣는다.

☑ 또래 아이들에 비해서 2차 성징이 늦게 나타난다.

☑ 부모나 부모의 형제, (외)조부모 등 가족 중에 어릴 때는 키가 작다가 늦게 크는 식의 성장 과정을 겪은 경우가 많다.

☑ 출생 이후 치아가 나거나 걷고 말하는 등의 성장 발육이 늦다.

☑ 야채, 과일과 같은 식물성 음식을 많이 먹는다.

☑ 키에 비해서 체중이 적게 나가고, 몸이 마르고 허약해 보인다.

☑ 차가운 체질이라 손발과 배가 차고, 복통이나 설사가 잦다.

☑ 육체적으로나 정신적으로 어리고 아기 같다.

아이가 해당되는 사항에 체크해보고 현재 키가 작은데 성장이 멈추는 시기도 빠른 경우라면 하루빨리 치료하는 것이 좋다.

시기를 놓치면 평생 후회

1999년 가을, 부산에 사는 한 아주머니가 필자에게 전화를 걸었다. 필자는 나이부터 물어보았다.

"현재 몇 살이죠?"

"…서른아홉이오."

"네?"

필자는 평소 하던 대로 자녀의 나이를 물어봤는데 39세라니… 지금 전화하는 분은 할머니? 하지만 통화하면서 참으로 딱한 사정을 알게 되었다. 그 아주머니는 140cm대 중반의 키 때문에 말 못할 고민을 하고 있었다. 지금까지도 키가 콤플렉스였는데, 이제는 키 작은 아이들까지 엄마 때문이라며 원망한다는 것이다.

이야기를 다 듣고 필자는 안타깝지만 이제는 어쩔 수 없다고 말했다. 하지만 아주머니는 막무가내였다. 결국 만류에도 불구하고 부산에서 필자를 찾아오고야 말았다. 결과야 뻔하지만 먼 길을 찾아온 마음이라도 위로하기 위해 검사를 하고 자세한 설명을 해주었다. 설명을 다 들은 뒤 고개를 떨구고 힘없이 진료실을 나가는 모습이 안쓰러워 필자의 마음도 하루 종일 답답했다.

이 경우에서 보듯이 키는 자라는 때가 있기 때문에 그 시기를 놓치면 어떤 치료로도 성장은 불가능하다. 언젠가 TV 연예 프로그램에서 키 작은 여자 연예인이 나와 키를 키우기 위해 갖은 방법을 동원하는 것을 보았다. 하루하루 키를 측정하여 몇 mm가 자랐네, 몇

cm가 자랐네 하며 호들갑을 떠는데, 필자는 씁쓸히 웃을 수밖에 없었다. 20대 후반에 접어든 성인의 키를 자라게 하다니, 지나가는 소도 웃을 일이다.

물론 하루하루 그 연예인의 키를 재본 결과, 몇 mm지만 키가 자라기도 했다. 성장판이 닫히면 키는 클 수 없고, 의학적인 치료도 불가능하다. 앞에서 설명한 것처럼 한번 닫힌 성장판은 치료한다고 다시 열리는 것이 아니기 때문이다. 그럼, 이 경우에 키가 조금이라도 자랐다는 것은 왜일까? 성장판이 닫혀도 키가 조금 크는 경우가 있기는 하다.

먼저 뼈의 주성분인 단백질과 칼슘이 적어 뼈의 골 밀도가 떨어진 경우, 성장판이 닫힌 후에 영양 상태가 좋아지면 골 밀도가 보강되어 뼈가 조금 자라기도 한다. 그러나 모든 사람에게 가능한 것은 아니다.

또 한가지는 척추나 관절이 변형된 경우, 이 부위를 추나 요법 등으로 바로잡아주면 곡선이던 관절이 직선이 되면서 키가 조금 큰 것 같은 효과를 볼 수 있다. 물론 5~10cm는 자랄 수 없고 2cm 내외로 보면 된다.

성인이 된 뒤에 키가 자랄 수 있는 방법은 이 두 가지 외에는 없다. 물론 수술을 통해 다리뼈 등에 보형물을 넣어 주는 방법도 있지만, 이건 극히 위험한 방법이기 때문에 제외한다.

위에서 이야기한 연예인의 키는, 뼈가 자란 것이 아니라 그동안 잘못되어 있던 척추뼈 등을 추나 요법 등을 통해 올바로 펴준 결과였을 뿐이다.

3
성장 진료를 받아야 하는 아이

성장 클리닉에 있어 진료와 치료는 다른 개념이다. 진료는 아이의 골 연령, 성장판의 상태 등을 통해 성장 가능성, 최종 키 등을 예측함으로써 치료의 필요성을 알아보는 것이다. 이 진료의 결과를 보고, 키 성장 치료 여부를 결정한다.

진료 결과 치료를 해야 하는 경우는 성인이 되어서도 작을 것으로 나타난 아이, 운동선수처럼 키가 커야 하는 아이 등이다. 다음의 경우에 하나라도 해당되면 가급적 빨리 검사를 받아보는 것이 좋다.

1. 현재 또래에 비해서 키가 작은 아이.
2. 현재 작지는 않지만, 또래에 비해 2차 성징이 빠르고 조숙해서 키의 성장이 일찍 멈출 것 같은 아이.
3. 부모나 (외)조부모가 작아 유전적으로 작을 가능성이 높은 아이.
4. 소화기 질환이나 잦은 감기 등의 호흡기 질환, 알러지성 비염, 아토피성 피부염 등의 알러지성 질환, 비만 등의 성장 방해 요인이 있는 아이.
5. 현재는 작지 않지만 운동선수 등 키에 제한이 있는 직업을 희망하여 키가 커야 하는 아이.
6. 염색체 이상에 의한 질환(터너증후군, 다운증후군, 연골무형성증 등)으로 키가 작은 아이.

4
성장 진료의 적당한 시기

성장에 관한 진료는 진료와 치료 시기를 나눠서 생각할 수 있다.

먼저 진료는 만 5세 이후로, 빠르면 빠를수록 좋다. 만 5세가 넘으면 골 연령, 성장판 상태, 평균 신장과 차이 등을 검사하여 최종 키를 알 수 있기 때문이다. 그리고 이 진료 결과를 토대로 치료 시기를 결정하면 된다.

진료 결과 최종 키가 조금 작을 아이로 나오면 치료 시기가 약간 늦어도 괜찮지만, 최종 키가 많이 작을 것으로 나온다면 만 5세 이후 하루라도 빨리 치료를 시작하는 게 좋다. 평균보다 작아서 키가 많이 커야 할수록 빨리 치료를 해야 충분한 기간을 확보할 수 있기 때문이다. 치료 시기에 따라 최종 키가 10cm이상 차이 나는 경우도 있다는 점을 명심해야 한다.

이렇듯 진료 결과에 따라 치료 시기는 다르다. 진료하기 전에는 아이의 최종 키가 얼마나 될지 알 수 없으므로, 아이가 얼마나 자랄 것인지에 대한 진료는 무조건 빨리 해보는 것이 좋다. 그리고 성장판이 닫히지 않은 상태, 즉 남자 만 16세, 여자 만14세 이전에 치료를 받는 것이 좋다.

막연히 '부모나 삼촌이 크니까 우리 아이도 크겠지' 생각하는 것은 아이의 키를 가지고 모험을 하는 것이나 마찬가지다.

5
자녀가 운동선수라면

큰 키가 중요한 조건이 되는 사람은 뭐니뭐니해도 운동선수일 것이다. 일반인도 키가 크면 좋겠지만, 운동선수는 키가 직업과 연관되기 때문이다. 물론 운동선수에게 가장 중요한 것은 자기 분야의 뛰어난 기술이지만, 상대 선수가 갈수록 커지다 보니 그들과 경쟁하려면 신체적으로 유리한 조건을 갖추는 것이 필수 요소가 되었다.

운동선수들의 평균 신장은 갈수록 커지고 있다. 농구선수는 말할 것도 없고 배구선수도 전에는 175~190cm이던 것이 요즘은 185~200cm다. 축구와 야구선수들을 보면 이런 현상은 더욱 뚜렷해진다. 축구선수의 경우 전에는 160cm 후반~170cm 후반으로, 180cm가 넘는 선수는 많지 않았다. 하지만 지금은 최소한 175cm 정도고, 180~185cm는 돼야 체격 조건이 좋다고 말한다. 야구선수는 프로야구가 출범한 1980년대만 해도 평균 신장이 175~176cm였는데, 요즘은 180cm를 넘어서고 있다.

이처럼 평균 신장이 커지다 보니 키가 작은 선수들은 설 곳이 없어지고 있다. 과거 우리 선수들이 미국이나 유럽 선수들에게 진 가장 큰 원인이 체격 조건임은 두말할 필요가 없다.

이런 만큼 성장 클리닉과 운동선수는 떼려야 뗄 수 없는 관계라 할 수 있다. 필자는 운동선수를 희망하는 자녀를 둔 부모님께 꼭 전하고 싶다. 자녀가 운동선수를 꿈꾼다면 반드시 성장 클리닉에서 최종 키를 진료 받아보기를 권한다. 앞에서 말한 바와 같이 만 5세만 넘으면 진료를 통해 최종 키를 알 수 있으니, 운동을 시작하기 전에 진료해 보고 그 키에 맞는 운동을 시키는 것이 가장 좋은 방법이다.

필자를 찾아오는 중학교 배구팀 감독님이 한 분 있다. 필자는 그 감독님을 보면 우리나라 스포츠계의 전망이 밝다는 생각이 든다. 그런 지도자가 있다는 데 감사하는 마음이 들기도 한다.

감독님은 배구를 시작하려고 아이가 들어오면, 나중에 배구를 하기에 좋은 키가 될 것인지 진료를 통해 미리 알아보고 그 결과에 따라 진로를 상담해 준다. 또한 최종 키에 따라 선수들의 포지션을 정해주고, 어려서부터 그 포지션에 맞는 기술을 중점적으로 가르친다. 별것 아닌 듯해도 감독님의 이런 노력이 훗날 국가대표 선수를 키우는 방법이라는 생각이 든다.

6
키 성장 치료법

사회적으로 큰 키를 선호하는 추세다 보니 성장 치료 방법이나 약, 건강 보조 식품이 너무 많이 나와 있어 필자도 혼란스러울 정도다. 키에 대해 잘 모르는 일반인들의 혼란이 가중될 수밖에 없다. 그리고 현재 나와 있는 방법 중 많은 것들에 문제가 있다. 이런 상황을 고려해 여기서는 대표적인 키 성장 치료법인 성장 호르몬 치료법과 일리자로프 치료법에 대해 알아보겠다.

한방 성장 발육 치료는 크게 약물 요법, 뜸 요법, 추나 요법을 통한 척추 교정 요법으로 나눌 수 있는데, 이에 관해서는 제6장에서 자세히 살펴볼 것이다.

1) 성장 호르몬 치료법

성장을 주도하는 호르몬으로 알려진 성장 호르몬은 두 가지 종류가 있다. 하나는 제1세대 성장 호르몬으로 191개의 아미노산 구조 앞에 메티오닌이라는 필수 아미노산이 결합된 메티오닌 성장 호르몬(methionine growth hormone)이고, 다른 하나는 제2세대 성장 호르몬으로 사람의 성장 호르몬과 동일한 191개의 아미노산 구조로 되어 있다.

성장 호르몬은 1945년에 사람의 뇌하수체에서 분리되어 그 구조와 기능이 정확히 밝혀지기 시작했다. 처음에는 수십 마리의 말에서

채취한 성장 호르몬을 키가 작은 사람에게 주사했는데, 그 효과는 적은 편이었다. 그 다음에 사용된 것이 죽은 사람의 뇌에서 추출한 성장 호르몬이다. 하지만 이 호르몬을 주사하면 뇌에 치명적인 크로이츠펠트－야코브병을 일으키는 바이러스에 전염되는 예가 많았다.

그러던 중 1970년대 중반에 사람의 힘으로 성장 호르몬을 생산하기에 이르렀다. 이때 생산된 것이 제1세대 성장 호르몬인 메티오닌 성장 호르몬이다. 이 성장 호르몬은 6개월 정도 단기간에만 효과를 볼 수 있고, 그 이상이 되면 호르몬에 대한 항체가 생겨 몸이 받아들이지 못한다. 이렇게 되자 다시 사람의 성장 호르몬과 똑같은 제2세대 성장 호르몬이 개발되었다. 이 호르몬은 장기간 사용할 수 있도록 개발된 것으로, 현재 사용되는 것이 바로 제2세대 성장 호르몬이다.

성장 호르몬 치료법은 일주일에 5~6일 자기 전에 주사하는 방식이다. 병원에서 처방할 때 주사 방법을 알려 주므로 가정에서 부모나 본인이 직접 시술할 수 있다.

성장 호르몬의 주사량은 아이의 몸무게에 따라 결정된다. 1kg당 하루 0.1단위를 사용하므로, 체중이 40kg인 경우 4단위를 시술한다. 당연히 체중이 많이 나가면 주사량도 늘어난다. 보통 1단위당 약 1만원이 들기 때문에 40kg인 경우에는 하루에 4만원 정도 필요하다. 그래서 경제적인 부담과 함께 주사라는 방법 때문에 아이에게 고통을 준다는 단점이 있다.

이런 부담에도 불구하고 성장 호르몬 치료를 하면 모든 사람이 효과를 볼 수 있을까? 답은 '그렇지 않다'이다.

키가 작은 원인은 유전적 요인, 체질적 요인, 출생시 저체중, 만성 질환에 의한 요인, 선천적 질환에 의한 요인, 호르몬 결핍에 의한 요인 등 각자 다르기 때문이다. 성장 호르몬 치료는 호르몬 결핍에 의한 저신장증 중에서도 성장 호르몬의 분비가 부족한 경우에만 뚜렷한 효과를 보인다. 따라서 이 치료를 받으려면 입원해서 각종 검사를 받아야 한다.

아직 정확한 통계가 발표되지는 않았지만, 성장 호르몬의 부작용에 대한 우려도 만만치 않다. 현재까지 성장 호르몬은 혈당을 높이고, 악성 종양을 키울 수 있다고 알려져 있다. 한마디로 이 치료법은 키가 작다고 무조건 시술할 수 있는 것은 아니다.

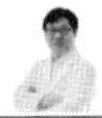

키·톡

최종 키 검사가 포지션을 바꾼다

한번은 전국적으로 유명한 고등학교 1학년 야구선수가 필자를 찾아왔다. 그는 투수로서 기대를 한 몸에 받았는데 키가 171cm로 조금 작은 편이었고, 최근 1년간은 전혀 자라지 않았다고 했다. 진료 결과 키가 이미 다 자란 상태였다.

투수들의 경우 고등학교 때까지는 조금 작아도 성공할 수 있지만, 프로선수들의 경우 최소한 180cm는 돼야 빠른 공을 던질 수 있다고 한다. 다행히 그 선수는 타격에서도 좋은 실력을 발휘하고 있어 타자로 전향했다. 그 선수가 최종 키를 미리 알지 못했다면 계속 투수가 되는 훈련을 했을 것이고, 나중에는 남들보다 불리한 체격 조건으로 큰 어려움을 겪었을 것이다.

공부할 팔자

중학교 1학년으로 키가 175cm 정도인 농구선수 지망생이 있었다. 이 아이가 아버지와 함께 필자를 찾아온 이유는, 지금은 농구선수로서 적당한 키인데 나중에 어떻게 될지 몰라 걱정이 되어서였다. 이야기를 듣고 보니 그런 걱정을 할 만했다. 부모님의 키가 아버지는 170cm, 어머니는 155cm이고, 아이가 초등학교 4학년부터 급격히 자라더니 최근에는 키가 잘 크지 않는다는 것이다.

진료 결과 일찍 크고 일찍 멈추는 경우였다. 보통 중학교 1학년 때 나타나는 급성장기가 초등학교 4학년 때 나타났고, 현재는 성장판이 거의 닫혀가고 있어 앞으로 2~3cm 더 클 것으로 보였다. 농구선수로서는 작은 키인 것이다.

이 아이는 다행히 공부도 잘해 운동을 포기하고 공부를 시작했다. 이 아이의 경우 운동을 처음 시작한 초등학교 6학년 때 진료를 해보았다면 1년의 시간을 허비하지 않았을 것이다. 그나마 더 늦게 알았다면 농구를 계속할 수도 없고, 다시 공부할 수도 없는 난처한 상황이 되었을 테니 다행이다.

2) 일리자로프 치료법

이 치료법은 앞에서 말한 방법과는 차원이 다른 것으로, 일리자로프 수술 요법이라고도 한다. 다른 치료법은 키가 자랄 때 더 자랄 수 있도록 인체 내외의 요인을 강화시키는 데 반해, 이 방법은 외과적 수

술 요법으로 뼈를 늘려주는 방식이라 '사지 연장술'이라고도 한다. 따라서 키가 다 자라 더는 자연적으로 성장할 수 없거나, 성장 호르몬 치료법을 사용할 수 없을 때 사용한다.

이 수술은 1951년 구 소련의 일리자로프 박사가 고안한 방법이다. 원래 소아마비 환자의 두 다리의 길이를 같게 만들어 주기 위해 고안되었는데, 성장 수술법으로 응용된 것이다.

치료법은 무릎 아래에 있는 두 갈래의 뼈를 하나는 위, 하나는 아랫부분을 부러뜨려 일리자로프(쇠로 된 틀)를 뼈에 핀으로 고정시킨다. 이 상태로 뼈가 부러진 부분을 하루에 1mm 이하로 조금씩 벌려놓으면 부러진 뼈가 붙으려는 성질로 인해 부러진 부위가 조금씩 자라게 된다. 이렇게 하면 뼈가 한 달에 1cm 정도 자란다.

이 치료법은 6개월가량 입원 치료해야 하며, 보통 7cm 정도까지 뼈를 늘릴 수 있다. 하지만 퇴원 후에도 지속적으로 치료 받아야 하며, 비용 또한 1500만원~2000만원이 소요된다. 여기에 부작용이나 합병증이 생기기도 한다.

이 치료법의 장점은 성장판이 닫힌 성인도 클 수 있다는 것이다. 염색체 질환이나 선천적 골 형성 이상 등 심각한 성장 장애의 경우에는 한번쯤 고려해 볼 만한 치료법이다.

하지만 양다리의 길이가 다를 수 있다는 점, 자라게 한 뼈 부위가 쉽게 부러진다는 점, 뼈는 자라지만 근육이나 인대, 신경 등은 길이 성장을 하지 않을 수 있다는 점 등 단점이 너무 많아 치료를 받으려면 신중을 기해야 한다.

제6장

한의학 성장 클리닉

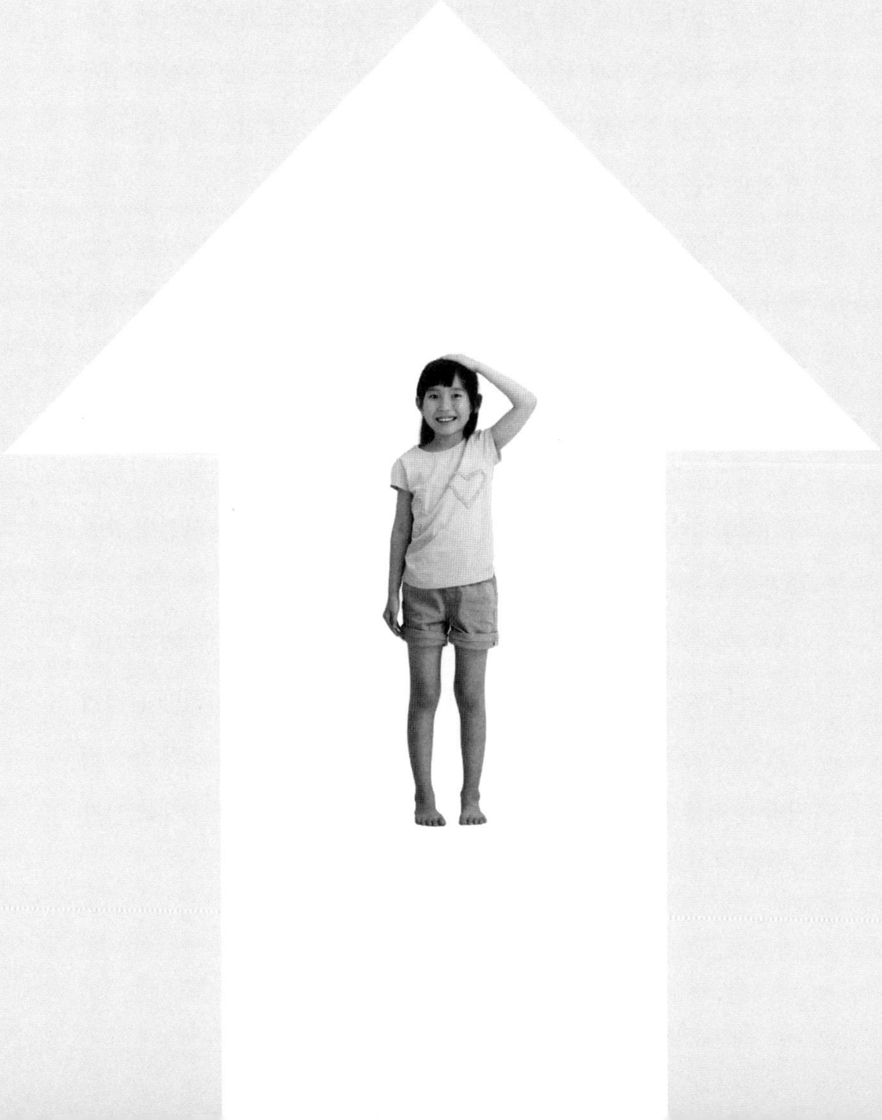

1
약물 치료

키가 작은 데는 여러 가지 원인이 있다. 사람마다 키가 작은 원인과 체질이 다르기 때문에 각자에게 맞는 치료법과 약을 써야 좋은 효과를 볼 수 있다. 키 성장을 위한 건강 보조 식품들도 뼈의 발육에 도움을 주는 각종 한약재나 영양제가 주성분이라 어느 정도 도움이 되겠지만, 가장 좋은 방법은 정확한 진료를 통해 각자의 원인과 체질에 맞게 치료하는 것이다.

한방에서는 키의 성장과 가장 관련 있는 장기를 비(脾)와 신(腎)으로 본다. 비는 영양과 음식물의 소화 · 흡수를 담당하는 소화 기관으로, 키가 작은 후천적 요인이 이 기관과 가장 밀접한 관련이 있다.

신은 신장(腎臟)을 말하는데, 양방적 개념의 신장과 약간 다르다. 한의학에서는 신의 기능은 강근골(强筋骨)이라 하여 뼈와 근육을 강하게 자라도록 하는 기능이 있다고 본다. 이 기관은 키가 작은 선천적 요인과 관련이 있다.

한의학에서 성장 발육의 약물 치료 방법은 비와 신을 보(補)하거나 치료하는 약재를 사용한다. 필자가 처방하는 성장탕도 이러한 원리에 근거해 만든 것으로, 다년간의 임상 실험을 거쳤다. 비와 신의 대표적 처방에 뼈를 강화하고 소화 기능을 도와주며, 머리를 맑게 하여 성장 호르몬의 분비를 촉진시키는 약재를 첨가한다.

여기서 생각해야 할 것이 있다. 키가 작은 원인이 후천적인 만성 질환에 의해서거나, 성장에 영향을 미치는 다른 질병이 있을 경우에는 이러한 질병을 먼저 치료하거나 같이 치료해야 한다는 점이다. 예를 들어 식욕 부진, 소화 불량, 복통, 설사, 변비 등 만성 소화기 장애나 야뇨증, 당뇨 등의 신장 계통의 질환, 아토피성 피부염이나 알러지성 비염 같은 알러지성 질환이 있을 경우 이러한 질환이 성장 부진의 원인이 될 수 있으므로 먼저 치료해야 한다.

키 성장 치료제에 대한 광고를 보면 간혹 성장판이 닫힌 성인들의 키도 크게 할 수 있다고 하는 경우가 있다. 다시 한번 말하지만 성장판이 닫힌 상태에서는 약이 아니라 약 할아버지를 먹어도 키를 자라게 할 수 없다. 독자들의 혼란이 없기를 바란다.

다음은 필자가 개발하여 처방하고 있는 대표적인 약의 개발 과정과 효능을 기술한 것이다.

성장탕

키에 대해 조금이라도 관심이 있는 분이라면 '성장탕'이란 말을 들어 보았을 것이다.

1996년으로 기억한다. 필자가 키 작은 아이들에 대한 치료와 연구에 열중하던 때로, 성장에 가장 도움이 되는 처방을 거의 완성한 상태였다. 그런데 이 처방전은 그때까지 존재하지 않던 약으로, 순전히 필자의 경험과 연구를 통해 만든 것이었다. 당연히 처방전의 이름이 없었다. 어떤 이름을 붙일까 고민하다 문득 떠오른 것이 아이들의 성장을 도와준다는 뜻의 '성장탕'이다. 지금 생각해 봐도 참 멋진 이름인 것 같다.

그러니까 성장탕이라는 약 이름이 처음 생긴 것은 1996년이다. 그 뒤로 성장탕의 효능이 밝혀지고 언론에서 보도하자, 다른 의료 기관에서도 이 명칭을 사용하기 시작했다. 이번 기회에 필자는 분명히 밝혀 두고자 한다. 현재 많은 의료 기관에서 처방하고 있는 성장탕은 필자가 개발한 성장탕과는 전혀 무관한 처방이다. 이름은 같지만 의사마다 서로 다른 처방을 사용하기 때문이다. 당시에 필자가 상표법이나 특허 부분에 무지했기 때문에 지금 무수히 많은 성장탕이 나오게 되었다.

필자는 성장탕 A부터 성장탕 X까지 8가지 처방을 주로 한다. 처방은 환자의 진료 결과에 따라 달리 사용하기 때문에 내용도 모두 다르다. 형제나 쌍둥이라 하더라도 처방 내용이 같지 않다.

처방에는 공통적으로 뼈를 강화하고, 머리를 맑게 하며, 혈액 순환을 원활하게 하여 성장 호르몬 분비를 촉진시키고, 소화기 계통을 강화해 주는 약재가 들어 있고, 여기에 치료 목적에 따라 각기 다른 약재가 가감된다.

다음은 필자가 처방하는 성장탕의 용도와 특징이다.

1. 성장탕 A – 가족적 저신장증, 즉 유전적 원인이나 연골무형성증 같은 선천적 질환으로 키가 잘 자라지 않는 경우에 사용한다.
2. 성장탕 B – 스트레스를 많이 받고 예민한 체질, 소음인, 성장판이 완전히 닫히지 않은 수험생에게 사용한다. 집중력 향상에도 좋다.
3. 성장탕 C – 여자에게 주로 사용하며, 혈허(血虛) 증상이 있는 경우, 만성 허약증, 초경이 나타나는 시기에 사용한다.
4. 성장탕 D – 잔병 치레가 많은 경우, 식욕 부진이나 소화 불량 등

소화기 장애가 있는 경우, 키에 비해 체중이 적게 나가는 경우, 10세 미만의 소아에게 많이 사용한다.

5. 성장탕 G – 소화기 허약과 체중 저하, 만성 허약증, 예민한 성격, 성장 호르몬 분비에 문제가 있을 때 사용한다.
6. 성장탕 H – 비만, 과체중 등과 아토피성 피부염이나 만성 편도선염처럼 몸에 열이 많은 경우에 사용한다.
7. 성장탕 K – 성장 호르몬 분비가 적은 경우, 한성(寒性) 체질, 식욕부진, 소화 불량, 만성 설사 등 소화기 장애가 있는 경우와 사춘기에 주로 사용된다.
8. 성장탕 X – 식욕 부진, 소화 불량, 만성 설사나 변비와 같은 소화기 장애가 성장 부진의 주 원인인 경우, 키에 비해 체중이 적게 나가는 경우, 스트레스나 정신적 허약, 성장 호르몬 분비 저하 등에 사용한다.

성장탕을 만든 뒤 연구를 계속하여 1999년에 논문을 발표했다. 먼 옛날부터 한약이 아이들의 건강과 성장 발육에 도움이 된다는 이론은 있었지만, 실제로 한약을 사용해 작은 아이들의 키를 자라게 할 수 있다는 정확한 통계가 나오자 반응은 대단했다. 결국 그 해 겨울에 미국의 의료 기관에 한방 성장 촉진 치료법을 수출하기에 이르렀고, 필자는 2000년과 2001년에 미국 순회 강연을 했다.

성장탕은 앞으로 더 좋은 성장 치료제가 나오기 위한 발판이 되고 있음을 필자는 굳게 믿는다. 더불어 이 땅에 키 때문에 손해 보는 사람들이 없어지길 간절히 바란다.

2
뜸 요법

키를 크게 하는 데는 약물 요법이 가장 대표적이지만, 원인과 체질에 따라서 뜸 요법이 효과적인 경우도 있다. 뜸 요법이란 쑥을 일정한 크기로 만들어 기혈의 통로인 경혈에 놓고 불을 붙여 뜨거운 쑥의 훈증이 인체 내부에 반응토록 하는 방법이다.

한의학에서 침은 경맥(經脈)을 소통시키고 기혈의 순환을 조화롭게 하여 급성 질환이나 열증(熱症), 실증(實症)에 빠른 효과를 나타낸다. 반면 뜸은 경락을 덥혀 차고 나쁜 기운을 없애 줌으로써 양(陽)의 기운을 북돋워 치료하는 방법이다. 뜸은 소염, 해열, 항체 생산에 효험이 있어 만성 질환이나 한증(寒症), 허증(虛症)에 주로 이용된다.

키가 작은 아이들은 만성적으로 설사를 하는 등 장이 좋지 않거나 소화기 계통이 약하거나 한성 체질인 경우가 많다. 그래서 잘 먹지 않고, 잘 먹어도 살이 찌지 않는 등 영양 부족 현상이 일어난다. 이런 경우 뜸은 소화기를 따뜻하게 하여 소화 · 흡수 기능을 강화시키고, 충분한 영양을 공급해 준다. 또 소화기 계통을 강화시키기도 한다.

참고로 많은 사람들이 뜨겁고 화상의 위험이 있다고 생각해 뜸을 꺼리는데, 그런 걱정은 접어두어도 될 듯하다. 약간 따뜻한 정도면서도 효과는 더욱 증가된 뜸이 많이 나와 있기 때문이다.

키·톡

신발에 두꺼운 종이를 깔고 다니는 아이

1999년 가을의 일이다. 어머니와 함께 온 아이는 대기실에 있고 어머니가 먼저 진료실로 들어왔다.

"우리 애가 키 때문에 죽고 싶다고 할 정도입니다. 진료 시기가 늦었다는 것은 잘 아는데…. 아이한테는 노력하면 클 수 있다고 말씀 좀 해주세요. 부탁드립니다."

조용히 말한 그 어머니는 필자에게 보여줄 게 있다며 잠깐 밖으로 나가자고 했다. 그리고 병원 입구의 신발장에서 아이의 신발을 보여주었다. 필자는 별 이상한 점을 발견할 수 없었다.

"신발이 왜요? 새 신발 같은데…."

"그게 아니고 신발 안쪽을 보세요."

필자는 신발 안을 보고 깜짝 놀랐다. 아이의 신발 속은 두꺼운 종이를 여러 번 접어 넣어 안창이 높아진 상태였다. 일반 운동화를 요즘 유행하는 키 높이 신발로 만든 것이다. 순간 가슴이 싸늘했다. 아이가 키 때문에 얼마나 스트레스를 받았으면 저런 생각까지 했을까 싶었다.

필자는 아이의 진료에 매우 신경을 썼지만, 성장판은 거의 닫혀가고 있었다. 당시 중학교 3학년인데 160cm 정도였으니 평균 신장보다 많이 작은 편이었다. 거기에 성장판 상태로 보아 많이 자라야 2~3cm일 듯했다.

가족의 키를 알아봤더니 아버지가 162cm, 어머니가 150cm 정도였다. 조금만 더 일찍 진료를 받고 치료를 시작했다면 평균 신장은 될 수 있었을 텐데… 안타까웠다. 그 뒤 꾸준히 치료한 결과 167cm 정도까지 자라서 필자도 놀랐으나, 평균 신장에는 미치지 못했다.

필자는 그 아이를 치료하면서 키에 대한 콤플렉스를 없애 주기 위해 많은 노력을 기울였다. 치료받을 때가 아닌데도 전화를 걸어 병원에 놀러 오게 하고, 그때마다 많은 이야기를 나누었다. 다행히 지금은 밝은 모습을 보여 주어 의사로서 보람을 느낀다.

3
척추 교정 요법(추나 요법)

'추나(推拿) 요법'이란 말 그대로 척추를 밀고 당겨서 변형된 척추를 바로잡아 주는 치료 방법이다. 추나 요법에는 고대 중국 문헌에 나오는 중국식 추나 요법, 미국에서 기계를 사용해 척추를 잡아주는 카이로프락틱이라는 방법이 있다. 현재 우리나라에서는 중국과 미국의 척추 교정 요법의 장점만을 따와 한국식 추나 요법으로 새롭게 개발해 '추나'라는 이름으로 사용하고 있다.

척추 변형에 의한 성장 장애인 경우에 추나 요법을 사용한다. 요즘에는 아이들이 무거운 가방을 들고 침대 생활을 하며, 바르지 못한 자세 때문에 척추 질환이 많아지는 추세다. 기둥이 똑바르지 않으면 건물을 높이 지을 수 없듯이, 척추가 곧지 않으면 키가 자랄 수 없다.

가장 대표적인 척추 질환은 척추측만증이나, 척추과다 · 과소 전만증이 있다. 이러한 척추 질환이 키 성장을 방해하는 원인이 될 수도 있는데, 자라는 아이에게 이런 증상이 있다면 반드시 치료해 줘야 한다.

성장판이 닫혀 이미 자연적인 성장이 끝난 경우에도 추나 요법을 통해 변형된 척추를 바로잡으면 키가 조금 자란 것 같은 효과를 볼 수 있다. 하지만 이 경우 2cm 이상의 성장은 어렵다. 추나 요법의 치료 기간은 척추 상태에 따라 다르지만, 보통 1~3개월이다.

4
체질 요법

언제부터인가 체질에 대한 관심이 높아지더니, 이제는 일상 생활에서 체질이 들어가지 않는 곳이 없다. 체질로 보는 맞선, 체질로 보는 궁합, 체질에 맞는 옷, 체질에 맞는 주택 등 체질과 별 상관이 없어 보이는 데도 체질을 갖다 붙이는 형편이다. 이와 같은 경우 체질에 대한 사랑(?)이 지나쳐 보이지만, 실제로 체질은 우리가 살아가는 데 중요한 역할을 한다.

사람은 저마다 고유의 체질을 지니고 있고, 이 체질에 따라서 장기, 외모, 체격, 성격 등 다른 특성을 보인다. 이것을 가장 체계적으로 정리한 것이 바로 사상 체질론이다.

사상 체질은 사람의 체질을 네 가지 유형으로 구분하여 각 체질에 따른 생리적인 특징과 질병 등의 연관성을 토대로 인체를 이해하고 치료하는 데 이용하는 한의학 이론으로, 1894년 동무(東武) 이제마(李濟馬) 선생이 창안했다.

체질마다 장단점이 있는데, 그 자체가 좋고 나쁜 것이 아니라 각각 특성을 지니고 있다고 보는 것이 옳다. 타고난 체질을 바꾸는 것은 불가능하지만, 후천적인 노력으로 체질의 단점을 보완 · 개선할 수 있기 때문에 체질을 알면 건강에 도움이 된다. 또 체질은 키의 성장에도 깊은 관련이 있다. 체질에 따라 체형과 체격이 다르기 때문이다. 이러한 체질의 특성을 이해하고 각자 체질에 맞는 음식 요법을 활용한다면 좀 더 건강하고 왕성한 성장을 유도할 수 있을 것이다.

사상 체질은 태음인(太陰人), 소음인(少陰人), 태양인(太陽人), 소양인(少陽人)의 네 가지 유형을 말하는데, 장기(臟器)의 기능적인 허실강약(虛實强弱)을 중심으로 성격, 체형, 용모, 태도, 행동, 피부, 맥의 형태 등을 종합하여 분류한 것이다. 다음은 각 체질의 중요한 특징을 간략하게 살펴보고 그 체질에 이로운 음식과 해로운 음식, 좋은 차, 맞는 운동 등을 정리한 것이다. 여기서 장부(臟腑)는 실질적인 장기를 포함한 기능적인 의미며, 대소(大小)는 그 기능의 강약을 나타낸다.

태음인

간대폐소(肝大肺小)하고 근육과 골격의 발육이 좋아 체격이 건장하며, 사상 체질 중에서 가장 체격이 크고 키도 큰 편이다. 상체의 발달이 좋은 반면, 하체의 발달은 약하다. 얼굴은 대개 둥글거나 타원형이고, 피부는 검은 편이다. 말수가 적고 듬직하며 점잖은 편인데, 너그럽기는 하지만 게으른 면도 있다.

태음인 아이는 비만해지기 쉬워 키가 잘 자라지 않는 경우가 있다. 때문에 과도한 영양이나 지방이 많은 음식 섭취를 줄이고 운동을 충분히 해야 한다. 게으른 면이 있으므로 규칙적인 생활을 하도록 유도하는 것이 중요하다.

이로운 음식

일반적으로 체구가 크고 위장 기능이 좋은 편이므로, 단백질이 풍부한 식품이 적당하다. 또 호흡기와 순환기 계통이 약하므로 폐의 기능을 보호해 줄 수 있는 식품이 이롭다.

- 육류 – 쇠고기
- 해물 – 간유, 명란, 우렁이, 뱀장어, 대구, 미역, 다시마, 김
- 과일 – 밤, 잣, 호두, 은행, 배, 매실, 살구,자두
- 채소 – 무, 도라지, 당근, 더덕, 고사리, 연근, 토란, 마, 버섯
- 곡류 – 밀, 콩, 고구마, 율무, 수수, 땅콩, 들깨, 현미
- 기타 – 우유, 버터, 치즈

해로운 음식

비만이 되거나 고혈압과 변비에 걸리기 쉬운 체질이므로, 자극성 있는 식품이나 지방질이 많은 음식은 피해야 한다. 닭고기, 개고기, 돼지고기, 염소고기, 삼계탕, 달걀, 인삼차, 꿀, 설탕, 생강차는 좋지 않다.

좋은 차

들깨차, 율무차, 칡차

맞는 운동

비만의 우려가 많으므로, 매일 규칙적으로 운동을 해서 땀을 충분히 흘려야 한다. 조깅을 장시간 하는 것이 좋다.

소음인

신대비소(腎大脾小)하고 가슴이 좋으며 엉덩이가 큰 편이다. 비교적 마른 체격이며 얼굴이 창백하고 피부가 여리다. 상체는 약한 반면 하체가 발달되었다. 다른 체질에 비해 왜소한 편으로 키가 작은 경우가 많은데, 소화 기관이 약해 뼈의 구성 물질인 단백질과 칼슘의 섭취가

부족하기 때문이다. 얌전하고 온순하며 침착하고 섬세한 편이다. 소극적이고 내성적이어서 밖으로 돌아다니는 것보다 집에 있기를 좋아하고 다소 우유부단한 성격이다. 지사형이어서 교육자나 종교가 기질이 많다.

소음인 아이는 일반 비위 등 소화 기관의 기능을 원활히 해 음식을 충분히 소화시킨 다음 뼈를 튼튼히 하는 음식을 먹여야 한다.

이로운 음식

소음인은 소화 기능이 약하고 냉한 체질이므로, 소화가 쉽고 따뜻한 성질의 식품이 좋다. 조리할 때는 자극성 있는 향신료를 사용해 식욕을 북돋워 주는 것이 좋다.

- 육류 – 닭고기, 개고기, 노루고기, 참새고기, 꿩고기, 염소고기, 양고기
- 해물 – 명태, 도미, 조기, 멸치, 민어, 미꾸라지
- 과일 – 사과, 귤, 토마토, 복숭아, 대추
- 채소 – 시금치, 양배추, 미나리, 파, 마늘, 생강, 고추, 쑥갓
- 곡류 – 쌀, 찹쌀, 조, 감자
- 기타 – 양젖, 벌꿀, 겨자, 후추, 카레

해로운 음식

소화하기 힘든 지방질이나 찬 음식, 날것은 설사를 유발하기 쉽다. 냉면, 참외, 수박, 찬 우유, 빙과류, 생맥주, 보리밥, 돼지고기, 오징어, 밀가루 음식(특히 라면)이 좋지 않다.

좋은 차

계피차, 인삼차, 생강차, 꿀차, 쌍화차

맞는 운동

체질이 약하기 때문에 가벼운 달리기나 스트레칭, 줄넘기 등이 좋다. 과격한 운동, 땀을 너무 많이 흘리는 운동, 장시간 운동하는 것은 피한다.

태양인

폐대간소(肺大肝小)하고 목덜미나 뒷머리가 발달되어 있으며 눈이 작은 편이다. 패기와 과단성이 있고 두뇌가 명석하다. 독창적이고 깔끔한 성격으로, 강직하지만 독선적인 면도 있다. 천재형이라서 발명가나 혁명가의 기질이 많지만, 극히 드문 체질로 쉽게 볼 수는 없다. 태양인 아이는 기(氣)의 상승으로 하체의 기능이 떨어져 오래 서 있거나 걷지 못하는 편이며, 하체 기능이 약하다 보니 하체가 잘 자라지 않는 특성 때문에 키가 작을 수 있다.

이로운 음식

더운 식품보다는 차고 날것으로 먹는 식품이 좋으며, 지방질과 자극성이 적은 담백한 음식이 적합하다. 특히 지방질이 적은 해물이나 채소류가 이롭다. 태양인은 간 기능이 약하므로, 간을 보하는 음식이 좋다.

- 해물 – 새우, 조개류(굴, 전복, 소라), 게, 해삼, 붕어, 문어, 뱅어, 오징어
- 과일 – 포도, 머루, 다래, 감, 앵두, 모과, 송화(가루)
- 채소 – 순채나물, 솔잎
- 곡류 – 메밀, 냉면

해로운 음식

맵고 성질이 뜨거운 음식이나 지방질이 많은 음식은 좋지 않다. 고단백 고칼로리 식품을 즐겨 먹으면 간에 부담을 주어 간염과 같은 질병이 생길 수도 있다. 쇠고기, 설탕, 무, 조기 등은 좋지 않다.

좋은 차

모과차, 감잎차, 오가피차

맞는 운동

태음인처럼 비만이 될 우려가 있거나 소음인처럼 체력이 약하지 않으므로, 운동 시간과 양이 적당한 것이 좋다. 조깅, 줄넘기 등 매일 30~60분씩 규칙적으로 하면 간 기능과 하체를 보강할 수 있다.

소양인

비대신소(脾大腎小)하고 상체의 발육이 좋다. 다리가 가늘고 입술이 얇은 편이며 눈이 예리하다. 성격이 급하고 화를 잘 내기도 하지만 쉽게 풀어지며, 똑똑하고 명쾌하나 약간은 경망스러운 면도 있다. 적극적이고 외향적이라 집 안에 있는 것보다 밖으로 돌아다니기를 좋아하며, 다분히 비판적인 성격이다. 상업인이나 사무가의 기질이 많은 편이다.

소양인 아이는 신장의 기능이 약하다. 한방에서는 신장의 기능에 강근골, 즉 뼈와 근육을 강화하고 자라게 하는 기능이 있다고 보는데, 이런 기능의 저하로 키가 잘 자라지 않는 경우가 많다. 또 마음의 안정을 찾지 못해 키가 잘 자라지 않는 경우도 있다.

이로운 음식

소양인은 비위가 튼튼해 음식을 잘 소화시킨다. 또한 비위에 열이 많은 체질이기 때문에 한겨울에도 냉면같이 찬 음식을 즐기고, 냉수를 마셔도 탈이 나지 않는다. 싱싱하고 찬 음식이나 채소, 해물류가 좋고, 음허(陰虛)하기 쉬워 보음(補陰)하는 식품이 이롭다.

- 육류 – 돼지고기, 오리고기
- 해물 – 생굴, 해삼, 멍게, 전복, 새우, 게, 가재, 복어, 잉어, 자라, 가물치, 가자미
- 과일 – 수박, 참외, 딸기, 바나나, 파인애플, 포도, 사과, 토마토
- 채소 – 배추, 오이, 상추, 우엉(뿌리), 호박, 가지, 당근, 미나리
- 곡류 – 보리, 팥, 녹두, 참깨, 메밀, 좁쌀, 감자
- 기타 – 달걀, 생맥주, 빙과류

해로운 음식

열이 많은 체질이므로 열을 내는 식품은 피해야 한다. 고추, 생강, 파, 마늘, 후추, 겨자, 카레 등 맵거나 자극성 있는 향신료와 닭고기, 쇠고기, 개고기, 노루고기, 염소고기, 우유, 엿, 꿀, 인삼, 땅콩은 좋지 않다.

좋은 차

구기자차, 당근즙, 녹즙

맞는 운동

태양인처럼 비만이 될 우려가 있거나 소음인처럼 체력이 약하지 않으므로, 매일 규칙적인 운동을 하는 것이 좋다.

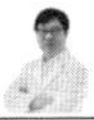
키·톡

0.5cm가 막아선 젊은이의 꿈

23세의 건강한 남자가 필자를 찾아왔다. 그분은 마지막 희망을 찾으려는 듯 선한 눈빛을 반짝이며 말했다.

"저는 어려서부터 경찰이 되는 게 꿈입니다. 그래서 그쪽으로 열심히 공부했는데, 키가167cm 이하면 시험을 볼 수가 없답니다. 제 키는 166.5cm인데 방법이 없을까요?"

0.5cm가 한 젊은이의 꿈을 막고 선 것이다. 혹시나 하는 마음에 성장판 검사를 해보았지만, 역시 성장판은 닫힌 지 오래되어 더 자랄 수 없는 상태였다.

이렇게 되자 당사자보다 필자가 더 안타까웠다. 0.5cm라, 0.5cm라…. 필자는 그분에게 이것저것 물어보다가 평소에 허리가 자주 아프다는 이야기를 듣게 되었다. 즉시 척추의 뼈 사진을 검사해 보았더니 척추측만증과 척추과다전만증이 동시에나타나고 있었다. 이런 경우 원래의 키보다 작게 나온다.

필자의 설명을 듣고 그분은 추나 요법 치료를 받았다. 치료를 받으면 뼈가 직선이 되어 키가 1~2cm 더 자랄 수도 있기 때문이다.

그분은 한 달의 치료 끝에 1.5cm가 컸고, 그로부터 보름 후 시험 보는 날에는 2cm가 더 커졌다. 필자는 혹시나 하는 마음에 키를 측정할 때 가장 크게 나올 수 있는 방법과 자세를 상세히 알려주고, 가장 크게 보이기 위해서는 일단 잠을 푹 자라고 충고했다.

시험에 합격했다는 소식을 들었을 때 의사로서 뿌듯함을 느꼈다.

5
연령에 따른 성숙 단계

사람은 출생하여 유아기, 유 · 소년기, 청소년기를 지나 사춘기, 성인기, 노년기를 거치면서 신체 발육, 발달, 노화 현상 등이 나타난다. 이런 과정과 시기의 특징은 소아 성장 발육을 연구하는 데 중요한 자료가 된다. 그런데 수천 년 전에 이미 이런 과정을 자세히 기록해 놓은 책이 있다. 바로 한의학의 고서인 『황제내경(黃帝內經)』의 '상고천진론(上古天眞論)'이다.

여기를 보면 일반인들도 사람의 성장 과정을 대략 알 수 있도록 간단하게 도식화되어 있는데, 몇천 년이 지난 현대에도 어느 정도 맞는 내용이라 소개하고자 한다. 원문 내용을 다 설명하는 것은 별 의미가 없을 듯하므로 중요한 점 몇 가지만 정리해 보았다.

첫째, 여자는 7년, 남자는 8년 주기로 신체의 중요한 변화와 더불어 성숙 과정이 나타나는데, 이것은 여자가 남자보다 육체적인 성숙이 빠르고 조숙하다는 것을 의미한다. 즉, 키의 성장도 여자가 남자에 비해 빠르고 그만큼 빨리 멈춘다는 것이다. 2차 성징이 나타나 성장판이 닫히고 키가 멈추는 시기 역시 여자가 남자보다 2년 정보 빠르다.

『황제내경』의 원문을 보면 여자는 14세(2x7)에 초경을 하고 아이를 가질 수 있는 여성 호르몬이 분비되며, 남자는 16세(2x8)에 정기가 충만해져 음양이 조화를 이루고 아이를 가질 수 있는 상태에 이른다고 되어 있다. 이것은 당시에도 여자가 남자보다 2차 성징이 나타나고 성 호르몬이 분비되어 성장이 멈춰가는 시기가 2년 정도 빨랐다는 것을 의미한다.

둘째, 여자는 21세(3x7), 남자는 24세(3x8)에 신체적인 성장과 성숙이 극에 이르러 육체적으로 가장 완성된 상태에 이른다고 한다. 이는 장기와 골격의 성장이 이때 극에 이른다는 의미다. 이 부분은 현대의 상황과 조금 다르다고 할 수 있다. 그리고 키의 성장 또한 이 시기까지 계속된다는 의미인데, 요즘 사춘기, 2차 성징기, 성 호르몬 분비 시기 등이 빨라져 여자는 15세 전후, 남자는 17세 전후에 키의 성장이 멈추는 것이 일반적이다. 하지만 지금 나이 드신 어른들이 "군대 가서도 키가 컸다고 하신 것을 보면 1970년대까지만 해도 『황제내경』의 이론이 어느 정도 맞는 것으로 보인다.

셋째, 여자는 35세(5×7), 남자는 40세(5×8)에 이르면 양명맥(陽明脈)과 신기(腎氣)가 약해지기 시작하여 얼굴에 주름이 생기고 흰머리가 나면서 머리털이 빠진다고 했다. 즉 이때부터 노화가 시작되는 것이다. 노화 역시 여자가 남자보다 5년 정도 빨리 시작된다는 것을 알 수 있다.

넷째, 여자가 49세(7x7), 남자가 56세(7x8)에 이르면 아이를 가질 수 없는 상태가 된다고 했다. 이때가 되면 남녀 모두 갱년기에 접어들어 성 호르몬 분비가 급격히 감소하며, 노화에 따른 질병이 나타난다고 볼 수 있다.

오랜 경험에 의해 만들어진 이런 자료는 오늘날 성장과 노화에 대해 많은 것을 알려준다.

6
한약재 레시피 따라하기

다음은 일상 생활에서 차로 마시거나 단방약으로 사용할 수 있는 약재들로, 키가 크는 데 많은 도움이 된다. 이 중에는 주변에서 흔히 보는 것도 있고, 한의원에 가야 구할 수 있는 것도 있다. 서울의 경우 경동 한약재 시장에 가면 쉽게 구할 수 있다. 이 약재들은 실제 성장 처방에 사용되는 것으로, 가정에서는 너무 진하지 않게 끓여 하루 2~3번 복용한다.

오가피(五加皮)

'오갈피', '제2의 인삼'이라고도 불리며, 학명은 '만병을 치료하는 가시나무'라는 뜻의 아칸토파낙스(acanthopanax)다. 한국, 중국, 러시아에서 생산된다. 성장 호르몬의 분비를 촉진시킨다 하여 성장을 위한 한방 처방에 주된 약재로 사용된다.

오가피 차: 오가피 60g에 물 5컵을 주전자에 넣고 은근한 불에서 우려낸다. 꿀을 첨가해서 뜨겁게 마셔도 되고, 갈증이 날 때는 냉장고에 보관했다가 물 대신에 마셔도 된다.

홍화(紅花) · 홍화인(紅花仁)

홍화는 한해살이풀이며, 그 열매가 홍화인이다. 흔히 '잇꽃' 이라고 하며, 꽃이 빨개서 '홍화'라고 부른다. 꽃과 씨가 모두 약으로 쓰이며 꽃은 어혈, 진통제, 생리 불순, 생리통, 타박상, 종기 등의 치료에 좋다. 홍화씨는 골절, 골다공증, 성장기의 뼈 발육에 도움을 준다.

홍화씨 죽: 냄비에 쌀가루 반 컵과 물을 넣어 섞어 끓인다. 쌀가루가 익으면 홍화씨 가루를 넣고 소금으로 간을 하면 된다.

우슬(牛膝)

쇠무릎의 뿌리를 말린 것이다. 생리 불순, 난산, 산후복통, 산후자궁무력증, 타박상, 부스럼, 치통 등에 쓴다. 근육과 골격을 강화하는 작용도 한다.

우슬차: 우슬 10g에 물 1리터를 넣고 반으로 줄 때까지 달여서 마신다.

두충(杜冲)

허리와 무릎을 강화해 요통, 무릎 시림, 무릎과 다리의 통증, 근육과 골격의 경련과 동통, 근골무력증 등을 치료한다. 고혈압에도 좋으며 자양 강장제로 뇌를 튼튼하게 해준다. 달여서 차로도 복용한다.

두충 삼겹살: 삼겹살에 미리 달여 놓은 두충차를 부어 냉장고에서 숙성시키면 냄새가 나지 않고 두충의 효과도 볼 수 있다.

속단(續斷)

꿀풀과의 여러해살이풀로, 근육과 골격 강화에 효과적이다.

고등어 파스타: 고등어 가시를 바른 후 소금 후추로 간하고 식초에

재운다. 고등어 겉면을 익히고 버터와 다진 마늘, 애호박을 넣고 볶는다. 애호박이 익으면 우유를 넣고 졸여서 소스를 만든다. 그 다음, 성장기 발달에 좋은 속단을 깨끗이 씻어 끓는 물에 우려낸 뒤 파스타 소스에 넣고 졸인다. 파스타 면은 끓는 물에 소금을 넣고 삶은 뒤 식힌다.

골쇄보(骨碎補)

양치식물인 넉줄고사리의 뿌리줄기를 건조한 것이다. 요통, 이명, 치통, 골절통에 사용하고, 어혈(瘀血)을 풀어주며 대머리 치료제로도 좋다. 골절된 뼈를 붙인다 하여 '골쇄보' 라는 이름이 붙었다.

골쇄보 차: 뿌리가 녹색 빛을 띠도록 껍질을 벗겨내고, 이를 햇볕에 일주일 간 말려 여기에 대추, 감초 등을 넣고 끓이면 특별한 갈색차를 맛볼 수 있다.

쇄양(鎖陽)

쇄양과에 속한 기생성 식물로, 성욕 증진과 정액 증가에 효력이 있다. 노인성 변비, 성기능 쇠퇴, 양위(養胃), 조루, 유정(遺精) 등에 좋으며 이외에도 신경 쇠약, 각종 허약, 진액 부족, 위가 차가운 데도 효능이 있다.

쇄양환: 말린 후 분쇄기로 가루 내어 꿀이나 찹쌀가루로 환을 짓는다. 1일 2~3회, 1회당 10~20g을 섭취한다.

보골지(補骨脂)

콩과의 한해살이풀인 보골지의 열매다. 생리 불순, 냉증, 유정, 유뇨

(遺尿), 허리와 무릎의 냉감과 동통, 허한해수(虛寒咳嗽) 등을 치료한다. 또한 오래된 노인성 천식과 요통, 각종 마비의 보조약으로 사용되며, 체력 저하로 오는 식은땀을 멎게 하는 효능도 있다.

보골지 차: 말려서 차로 끓여 마신다. 겨울철에 수족 및 전신 냉증에 효험이 있다.

용안육(龍眼肉)

용안나무의 과실이다. 혈허로 인한 신경 정신성 질환, 건망증, 만성 스트레스, 우울증, 기억력 감퇴 등을 치료하며, 마음을 편안하게 다스려서 숙면에 도움이 된다. 선천적 허약 체질이나 병후 · 산후 체력 저하에 효과적이다. 당뇨병이 있는 경우 신중히 사용해야 한다.

용안육 타락죽: 냄비에 물 300cc, 쌀가루 50cc, 용안육 잘게 썬 것, 소금을 조금 넣고 저어 가면서 끓인다. 끓기 시작하면 산양유를 부으면서 섞어준다. 견과류나 꿀을 넣어 먹어도 좋다.

녹각(鹿角)

사슴의 굳은 뿔로 자양 강장제다. 허약, 신경 쇠약, 골절, 요통, 유정, 몽설(夢泄), 건망증에 좋다. 익기보양(益氣補陽)하고 골수를 강화하며, 소염 · 발산 작용을 해 오래된 종양 치료에 효과적이다.

사골녹각떡국: 녹각 600g을 물 20사발에 붓고, 8시간 정도 고아 묵처럼 만든다. 이것을 냉동실에 얼려 두고 떡국을 끓일 때나 음식을 할 때 조금씩 섞어 먹는다.

숙지황(熟地黃)

현삼과의 여러해살이풀인 지황의 뿌리를 지황이라 하고, 이것을 날것으로 사용하는 것을 생지황, 불에 건조한 것을 건지황, 술에 9번 찌고 말린 것을 숙지황이라 한다. 숙지황은 대표적인 보혈제(補血劑)로, 각종 보약에 빠지지 않는다. 혈허증, 빈혈, 불면증, 기억력 감퇴, 생리 불순, 체력 저하, 질병 후 허손으로 오는 식은 땀, 음허로 인한 발열과 천식, 결핵성 쇠약을 치료하며, 각종 부인과 질환에도 효과가 있다. 단, 만성 소화 불량이 있는 경우에는 신중히 복용해야 한다.

숙지황 영양밥: 숙지황을 달인 물에 쌀을 밑에 깔고 밤, 대추, 은행 등을 손질해 넣으면 약밥 같은 영양밥이 된다.

녹용(鹿茸)

사슴의 어린 뿔은 골수, 근육과 뼈를 강화해 소아 성장 발육에 효능이 있다. 이외에 심장 쇠약, 뇌빈혈, 허손성 질환, 어지럼증에 좋고, 치아를 자라게 한다. 허리의 냉감과 동통, 사지무력동통, 만성 허약성 질환자에 사용하며, 청소년의 성장에도 도움을 준다. 과다 복용 시 성 호르몬의 분비를 촉진해 키 성장이 빨리 멈출 수도 있으므로 주의한다.

녹용차: 생녹용 1냥(37.5g), 대추20~30알, 당귀 1뿌리, 감초 10편, 물 2리터를 주전자에 넣고 물이 반으로 줄 때까지 끓이면 된다.

당귀(當歸)

참당귀의뿌리로 숙지황과 더불어 대표적인 보혈제다. 모든 혈병과 부인과 질환에 사용된다. 비타민 B12와 엽산류가 풍부해 빈혈을 치료하는 데 특히 좋다. 안색이 창백하고 어지러우며 가슴이 떨 때 효과적이며, 불면증과 생리 불순에도 효험이 있다.

당귀 닭찜: 당귀 20g, 황기 100g, 닭 1마리, 양송이버섯 2개, 술, 통후추, 생강, 파, 소금 등을 준비한다. 당귀와 황귀를 끓는 물에 데치고 양송이는 얇게 썬다. 압력솥에 닭을 비롯 약재와 생강, 파, 소금을 넣고 물을 부어 30분간 삶는다.

황기(黃芪)

단너삼의 뿌리줄기다. 인삼과 더불어 대표적인 보기제(補氣劑)로 모든 허약증에 활용될 수 있으며, 꿀을 넣고 볶아서 복용하면 효과는 더욱 강해진다. 만성 허약증에 좋고, 이뇨 · 발한 억제 · 혈당 조절 작용을 하며, 심장 쇠약, 심계항진(心悸亢進), 호흡 곤란, 과도하게 땀을 흘리는 경우, 어지럼증, 탈항(脫肛), 소아 신체 허약, 결핵성 질환, 심장성 부종, 신진대사 부전으로 인한 체온저하 등을 치료한다. 특히 땀을 많이 흘리는 여름철에 많이 활용된다.

황기 수육: 황기, 생강, 마늘, 양파, 된장 1스푼 대파 등을 넣고 끓인 후, 육수에 삼겹살을 넣어 1시간 가량 팔팔 끓인다. 새우젓과 상추쌈으로 함께 먹는다.

구기자(拘杞子)

구기자 나무의 열매다. 소양인의 대표적인 약재로, 달여서 차로 복용하는 것도 좋다. 근육과 골격을 강화하고, 허리와 무릎의 통증을 치료한다. 눈을 맑게 하고 시력을 증진시키며, 배변을 원활하게 해준다.

임신 중 복용하면 체력 보강과 태아의 영양 공급에도 도움이 된다. 신경 쇠약, 불면, 기억력 감퇴에 효능이 있어 수험생 보약으로도 많이 쓰인다.

구기자 차: 주전자 물 1리터에 구기자 20g을 넣고 끓인다. 끓기 시작하면 중불로 원래 물 양의 반이 되게 우린 다음 냉장고에 보관해서 마시면 된다.

백출(白朮)

삽주의 뿌리로, 소화기 질환에 사용되는 대표적인 한약재다. 식욕부진, 만성 위염, 소화 불량, 구토, 복통, 설사 등을 치료한다.

한방차: 물 1리터에 백출 15g, 부소맥 15g을 넣어 끓여 마신다.

산약(山藥)

덩굴성 참마 혹은 마의 덩이뿌리다. 피부와 모발을 윤택하게 하고, 담(痰)을 없애준다. 식욕 감퇴, 만성 설사, 만성 피로, 체력 저하, 건망증, 유정, 당뇨 등을 치료한다.

돼지고기 산약조림: 돼지 목살 400g, 산약 400g, 당근 1/2개, 양파 1/4개, 대파 1대, 마늘 2톨, 고추 3개, 다시마 육수 2컵. 간장 4 큰술, 설탕 1 큰술, 후추 1/4 작은 술, 청주 1큰 술, 다진 마늘 1 큰술, 다진 파 2 큰술, 참기름 1 큰술, 고추가루/고추장 1 큰술, 돼지 목살은 불고기 양념장에 넣어 무친다. 산약, 당근은 껍질을 벗기고 4-5cm 두께로 썰어 놓는다. 팬에 기름을 두르고 고추, 대파, 마늘, 양파를 넣어 볶아준다. 돼지고기가 50% 정도 익었을 때 산약, 당근을 넣어 볶다가 다시마

육수, 고추가루, 고추장을 넣어 중불에서 10분간 끓인다. 소금, 후추를 넣어 버무리고 참기름을 넣어 마무리 한다.

토사자(菟絲子)

실새삼의 종자다. 간, 신, 비를 보익(補益)하는 효능이 있다. 자양 강장제로 음위(陰痿), 유정, 혈뇨, 소변 무력, 신경 쇠약, 이명, 시력 혼탁, 습관성 유산 등에 사용된다. 소아의 성장 발육에 도움을 주나, 과다 복용시 사춘기를 앞당겨 성장을 저해할 수 있으니 신중히 복용하는 것이 좋다.

산사자(山査子)

산사나무의 열매다. 소화 기능을 돕고, 산후 복통, 노인성 요통 등을 치료한다. 소아의 식욕 증진, 흡수 장애, 과민성 장염에 효과적이며, 구충제의 효능도 있다. 단, 위산 과다가 있는 경우는 복용을 신중히 해야 한다.

산사자 차: 산사자 10g에 물 600cc를 부은 후 가열한다. 매일 4~5회 마시면 소화 불량, 설사를 치료할 수 있다.

산조인(酸棗仁)

멧대추나무의 종자를 건조한 것이다. 정신 기능과 밀접한 약재로 불면증, 심계항진, 자한(自汗), 도한(盜汗), 과도한 정신적 스트레스에 좋고, 마음을 안정시키며, 숙면을 유도한다. 불면증에 특효로 꿈을 많이 꾸거나 잘 놀라거나 심계항진으로 가슴이 답답하고 뛰는 증상에 좋다. 성장 호르몬 분비를 촉진시키는 효능이 밝혀진 바 있다.

산조인 차: 열매의 과육은 제거하고 속씨만을 물에 달여 마신다. 가루로 이용할 경우에는 잘 말린 씨를 빻아서 사용한다.

감초(甘草)

감초의 뿌리줄기다. '약방의 감초'란 말이 있을 정도로 한약 처방에 많이 사용되어 약재를 조화롭게 하는 효능이 있다. 위의 기능을 강화하고, 심장의 화를 꺼주며, 원기를 보해준다. 위경련, 근육 경련을 완화하고 해수를 멎게 하며, 담을 없애 주는 효능도 있다. 간을 보호하며 간세포 내의 당원과 핵당, 핵산을 회복한다. 혈청 콜레스테롤을 낮추고 혈압을 떨어뜨려 동맥 경화에도 효과적이다. 해독 · 해열 · 진통 · 소염 작용한다.

수정과: 계피 50g, 감초 50g, 생강 50g, 흑설탕 1컵. 계피와 생강을 물 10컵과 함께 중불로 20분 끓인다. 국물만 걸러낸 뒤 흑설탕을 넣어 녹인 후 냉장고에 보관한다.

대추

대추는 한약 처방에 감초보다 많이 사용되는 약재다. 식욕 감퇴, 권태, 무력, 구토, 위산 과다, 설사 등을 치료하며 숙면을 도와준다. 약물의 독성을 완화하고, 여러 가지 약물의 성질을 조화롭게 해준다.

닭고기 대추죽: 불린 쌀, 닭 안심, 브로콜리, 감자 조금. 믹서에 불린 쌀을 간다. 냄비에 쌀을 넣고 볶다가 물을 붓고 끓인다. 다음에 닭고기와 대추, 브로콜리, 감자를 넣고 쌀이 퍼질 때까지 끓인다.

7
한방 처방의 효과

다음에 소개하는 처방은 아이들의 성장 발육에 도움이 되거나 성장 발육에 방해가 되는 질병을 치료하며, 보약으로도 복용할 수 있는 것들로 많이 알려져 있고, 자주 사용하는 처방들이다. 하지만 실제 진료 시에는 개인의 체질과 질병, 건강, 발육 상태에 따라 각각의 처방에 여러 가지 다른 약재들을 가감한다.

필자가 성장 발육 치료에 대한 오랜 진료 경험으로 개발한 성장탕에 대해서는 수록하지 못했음을 밝혀둔다.

십전대보탕(十全大補湯)

구성 약재 – 인삼, 백출, 백복령, 감초, 숙지황, 당귀, 천궁, 백작약, 황기, 육계

활용 – 체력 보강, 영양 공급, 빈혈, 정력 감퇴, 시력 감퇴, 산후 · 수술 후 허약증, 폐결핵, 백혈병, 신경 쇠약, 전신 쇠약, 관절염, 기혈 허약, 다한증, 심장판막증 등에 활용된다.

사군자탕과 사물탕을 합하고 황기와 육계를 첨가한 것을 십전대보탕이라 한다.

사군자탕(四君子湯)

구성 약재 – 인삼, 백출, 백복령, 감초

활용 – 진기(眞氣)가 허약한 것을 보양(補陽)하고, 기단기소(氣短氣小)한 것을 다스린다. 식욕 부진, 위하수, 위장 허약증, 빈혈, 반신불수, 구토, 비쇠폐손(脾衰肺損), 위궤양, 소아토유(小兒吐乳)에 효과적이다. 대표적 보기(補氣) 처방.

사물탕(四物湯)

구성 약재 – 숙지황, 당귀, 천궁, 백작약

활용 – 각종 혈병, 두통, 허약 체질, 변비, 빈혈, 생리 불순, 자궁 출혈, 각기, 건성 피부병, 태동 불안, 산후오로부지(産後惡露不止), 유즙 결핍을 치료한다. 대표적인 보혈(補血) 처방.

육미지황탕(六味地黃湯)

구성 약재 – 숙지황, 산약, 산수유, 백복령, 목단피, 택사

활용 – 신수부족(腎水不足)을 다스리며 모든 신성(神性)질환을 치료한다. 방광 질환, 구루병, 바세도우씨병, 백내장, 변비, 사지무력, 번열(煩熱), 폐결핵에 효과적이다. 대표적인 보신(補身) 처방.

보중익기탕(補中益氣湯)

구성 약재 – 황기, 인삼, 백출, 감초, 당귀, 진피, 승마, 시호

활용 – 심한 노동을 했거나 음식 조절을 못해 신열이 나고 자한 증상이 있을 때 좋다. 만성 피로, 하수(夏瘦), 도한, 폐결핵, 늑막염, 복막

염, 위하수, 치질, 탈항, 감기, 자궁하수를 치료한다.

향사육군자탕(香砂六君子湯)

구성 약재 – 향부자, 백출, 백복령, 반하, 진피, 백두구, 후박, 사인, 인삼, 목향, 익지인, 감초

활용 – 식욕 부진, 식울(食鬱), 기울(氣鬱), 주체(酒滯)에 좋다.

삼출건비탕(參朮健脾湯)

구성 약재 – 인삼, 백출, 백복령, 후박, 진피, 산사, 지실, 백작약, 사인, 신곡, 맥아, 감초

활용 – 건비(健脾), 양위, 식욕 부진, 소화 불량을 치료한다.

총명탕(聰明湯)

구성 약재 – 백복신, 원지, 석창포

활용 – 대표적 학생 보약, 머리를 맑게 하며, 집중력 향상과 기억력 증진, 과도한 스트레스 해소에 쓰인다.

소건중탕(小建中湯)

구성 약재 – 백작약, 계지, 감초

활용 – 허로(虛勞), 이급(裏急), 몽유(夢遺), 인건(咽乾) 등을 다스린다. 선천성 허약아, 신경 쇠약, 심계항진, 편도선 비대증, 결핵성 복막염, 위하수, 위산 과다, 위궤양, 위암, 소화 불량, 복통, 황달, 탈장, 탈항, 야뇨증, 천식, 코피, 야제(夜啼), 각기, 빈혈, 폐결핵 등에 사용된다.

귀룡탕(歸茸湯)

구성 약재 – 당귀, 녹용

활용 – 대표적인 소아 보약 처방으로, 보혈에 좋은 당귀와 녹용이 주 성분이다. 어린이 체력 보강과 면역력 증진에 좋고 식욕 부진, 도한, 자한, 잦은 감기, 야뇨증 등의 허약아 치료에 사용된다.

귀비탕(歸脾湯)

구성 약재 – 당귀, 용안육, 산조인, 원지, 인삼, 황기, 백출, 백복신, 목향, 감초

활용 – 신경 정신 계통의 질환을 다스리는 처방으로, 익기보혈(益氣補血)하여 건비양심(健脾養心)하는 효능이 있다. 근심과 걱정이 과도하여 노상심비(勞傷心脾)하여 나타나는 심계정충(心悸怔忡), 건망실면(健忘失眠), 다몽이경(多夢易驚), 체권식소(體倦食少)를 다스린다.

축천환(縮泉丸)

구성 약재 – 오약, 익지인

활용 – 소아의 야뇨증을 치료하는 대표적 처방으로 소변빈삭, 하원허냉(下元虛冷)을 치료한다. 부인의 오줌소태에도 효과적이다.

삼기탕(參芪湯)

구성 약재 – 인삼, 황기, 백복령, 당귀, 숙지황, 백출, 진피, 익지인, 승마, 육계, 감초

활용 – 축천환과 더불어 소아 야뇨증에 사용되는 대표적인 처방,

기허(氣虛)로 인한 유뇨 증상을 다스린다.

청상방풍탕(清上防風湯)

구성 약재 – 방풍, 백지, 연고, 길경, 황금, 천궁, 형개, 치자, 황연, 지각, 박하, 감초

활용 – 태열(胎熱), 아토피성 피부염을 치료하는 대표적 처방. 상초(上焦)의 화(火)를 맑게 하고, 머리와 얼굴에 생긴 창절(瘡癤)과 풍열독(風熱毒)에 좋다. 여드름 치료에도 효과적이다.

여택통기탕(麗澤通氣湯)

구성 약재 – 황기, 창출, 강활, 독활, 방풍, 승마. 건갈, 감초, 마황, 천초, 백지

활용 – 폐의 풍열(風熱)이 원인이 되어 냄새를 맡지 못하는 증상을 치료한다. 알러지성 비염과 축농증에 활용된다.

형개연교탕(荊芥連翹湯)

구성 약재 – 형개, 연교, 방풍, 당귀, 천궁, 백작약, 시호, 지각, 황금, 치자, 백지, 길경, 감초

활용 – 중이염, 비염, 편도선염 등을 치료하는데 대표적 처방이다. 급성 중이염, 축농증, 비후성 비염, 비(鼻)출혈, 여드름, 체질 개선에 효과적이다.

제7장

자녀 성장에 꼭 필요한 영양소

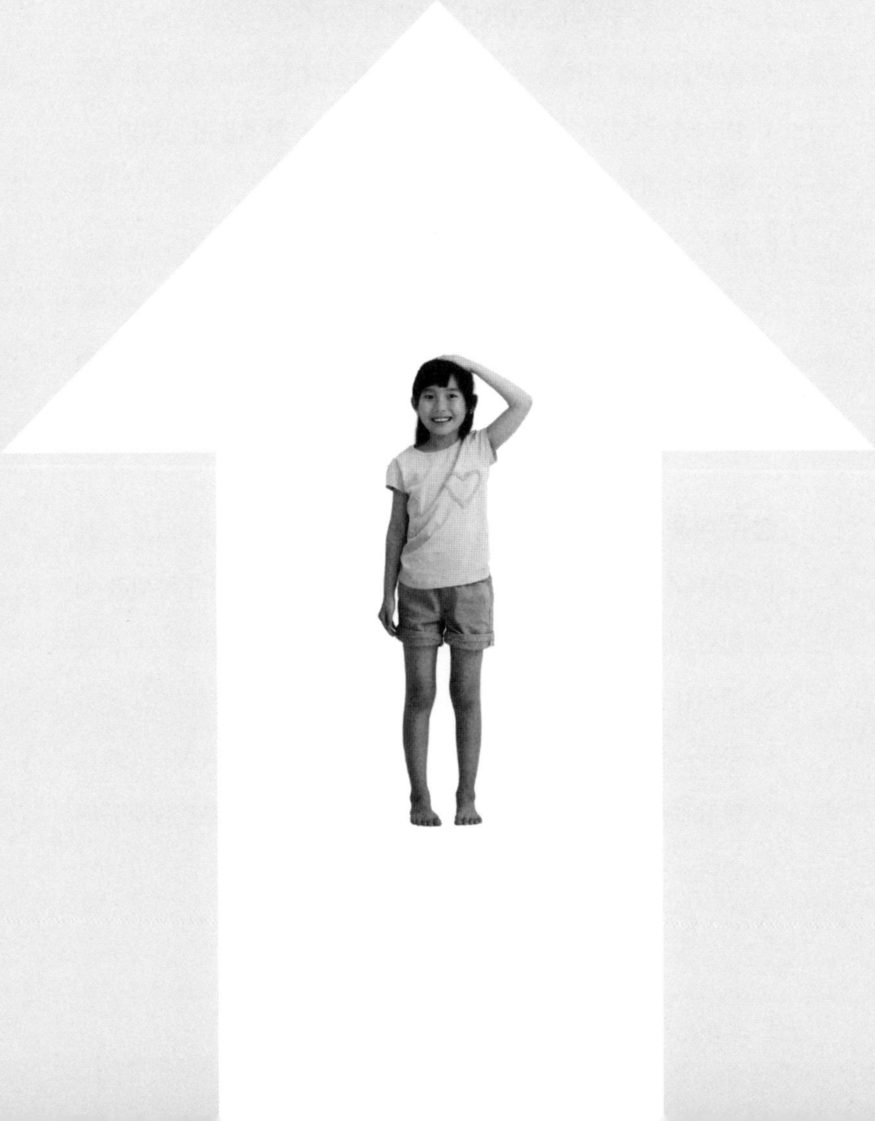

1
단백질

역할

1. 성장 호르몬을 비롯한 각종 호르몬과 효소 생성의 주 원료다.
2. 뼈와 근육 형성의 주 영양소가 된다.
3. 신체 조직의 성장과 유지에 매우 중요하다.
4. 머리카락, 손톱, 발톱, 피부, 뼈와 결합조직, 혈액을 유지한다.
5. 질병에 대한 면역력에 주된 역할을 한다.
6. 몸을 이루는 세포의 주 성분이 되고 영양을 공급한다.
7. 혈액을 응고시키는 데 필요하다.
8. 단백질 중 일부는 당질과 지방질로 전환되어 또 다른 역할을 한다.

함유 식품

1. 육류-쇠고기, 닭고기, 돼지고기, 동물의 내장 중 지방 부위를 제외한 살코기 등
2. 생선류-멸치, 대구, 고등어, 새우, 오징어, 정어리 등
3. 콩류-각종 콩, 두부, 두유 등
4. 달걀과 유제품에도 첨가되어 있으며, 각종 곡류에도 소량 들어 있다.

2
탄수화물

탄수화물은 단백질, 지방과 함께 3대 영양소로, 식사를 통해 섭취하는 열량의 60%를 차지하며 아주 중요한 칼로리원이다.

탄수화물은 탄소, 수소, 산소의 3원소로 이루어진 유기 화합물이다. 식물체나 동물에 의해 만들어질 수 있으나 주로 식물체에 의해 형성된다. 식물체는 광합성을 통해 공기 중의 이산화탄소와 토양 중의 물에서 탄수화물을 합성한다.

탄수화물은 단당류, 소당류, 다당류, 올리고당류로 나뉜다.

역할

1. 중추 신경계는 에너지의 공급원으로 포도당만을 사용하기 때문에 중추 신경계의 원활한 작용을 위해서는 탄수화물이 반드시 필요하다. 지방도 에너지의 공급원으로 쓰이긴 하지만 이때도 탄수화물이 필요하다. 탄수화물은 지방이 에너지로 쓰이는 과정에서 중간 대사 산물인 케톤체가 지나치게 쌓여 일어나는 케톤뇨를 예방한다.
2. 탄수화물의 중요한 기능 중에 단백질 절약 작용이 있다. 단백질도 에너지를 낼 수 있으나 단백질은 고유의 필수적인 기능이 있다. 그러나 식사 중에 탄수화물이나 지방이 부족하면 단백질은

이 기능을 못하고 에너지를 내는 데 쓰인다. 탄수화물과 지방이 단백질을 절약하는 작용을 하는 것도 이 때문이다.

3. 식이섬유질은 장 내에서 물을 흡수하여 부드러운 덩어리를 만들고, 이것이 소화기관 근육의 수축을 자극하여 장 내에서 음식물이 잘 이동하도록 연동 운동을 돕는다.
4. 체내에서 중요한 몇 가지 화합물을 형성하는데 윤활 물질이나 손톱, 뼈, 연골, 피부 등의 중요한 구성 요소가 된다. 그 외에도 단당이면서 5탄당인 리보스는 DNA와 RNA의 중요한 구성 성분이 되며, 이당류인 유당은 칼슘의 흡수를 돕는다.
5. 혈액 내 혈당을 유지하고, 체온 유지에도 관여한다.

함유 식품

쌀, 보리, 밀, 옥수수 등 곡류와 감자류

3
지방

역할

1. 신체 구성 요소로 몸 안의 각종 장기를 보호하며, 체온을 조절해 준다.
2. 체내에서 농축된 에너지의 공급원이 된다.
3. 체지방이 축적되면 곧 에너지가 저장된 것이므로 에너지가 부족할 때 쓰인다.
4. 지용성 비타민의 흡수를 도와준다(비타민 A · D · E · K의 흡수를 위해서는 작은 창자에 지방이 있어야 함).
5. 지방을 꼭 먹어야 하는 까닭은 필수 지방산인 리놀레산(linoleicacid)을 공급받기 위해서다.

종류

크게 동물성과 식물성으로 나눌 수 있으며, 눈으로 보아 쉽게 식별할 수 있는 가시 지방질과 식품 속에 포함되어 쉽게 보이거나 분리되지 않는 비가시 지방질로 분류되기도 한다.

1. 가시 지방질(visible fat)-식용유, 버터, 마가린, 쇼트닝, 라드 등
2. 비가시 지방질(invisible fat)-육류, 어패류, 우유, 달걀, 빵, 채소 등

4
무기질

역할과 종류: 인체의 조직을 구성하여 성장 발육에 영향을 끼치며, 생체 기능을 조절해 준다.

1) 인체에는 비중이 많은 순서대로 칼슘, 인, 황, 나트륨, 염소, 마그네슘, 철, 아연, 구리, 요오드, 망간 등의 무기질 성분이 있다.
2) 칼슘, 인, 마그네슘은 골격과 치아의 구성 물질이다.
3) 근육, 피부, 장기 등의 혈액의 고형 성분으로는 철, 인, 칼륨, 나트륨, 염소, 요오드 등이 있다.

① 칼슘

역할

1. 체중의 1.5~2%를 차지한다. 그중 99%는 뼈와 치아에, 1%는 혈액 등에 들어 있다.
2. 골격과 치아를 형성하고 강화해 주며, 키의 성장을 돕는다.
3. 혈액 응고 작용을 한다.
4. 근육의 수축 · 이완 작용에 영향을 미친다.
5. 신경계 전달과 각종 효소의 작용에 중요한 역할을 한다.
6. 세포막의 투과성을 조절한다.
7. 비타민 B12의 흡수를 돕는다.

함유 식품

1. 멸치, 뱅어포 등 뼈째 먹는 생선
2. 우유와 각종 유제품(치즈, 버터, 아이스크림 등)
3. 미역, 김, 다시마 등 해조류
4. 어패류
5. 사골 음식

② 철분

역할

1. 혈액 속의 산소를 운반하는 헤모글로빈의 성분이다.
2. 근육의 증가로 인해 근육 색소, 치시토크롬계 효소 합성에 필요하다.
3. 성장기에 있는 청소년과 임산부에게 특히 많은 양이 필요하다.
4. 남자보다 여자에게 더 많은 양이 필요하다.

함유 식품

1. 육류, 살코기
2. 동물의 내장과 피
3. 어패류
4. 콩류
5. 쑥, 시금치

③ 인

역할

1. 칼슘과 결합하여 뼈, 골격, 치아를 형성한다.
2. 근육의 수축에 관계한다.
3. 신체 필수 물질의 구성 성분이 된다.
4. 영양소의 흡수와 운송 작용을 한다.
5. 열량 대사의 필수 물질이다.
6. 산, 알칼리의 균형을 조절한다.

함유 식품

1. 우유와 각종 유제품
2. 육류와 생선류
3. 달걀

④ 마그네슘

역할

1. 칼슘, 인과 함께 뼈와 치아의 주 성분이다.
2. 효소 반응의 촉매제로 작용한다.
3. 신경의 자극 전달 작용을 한다.
4. 근육을 이완한다.

함유 식품

1. 견과류, 코코아, 대두, 통밀, 녹색 채소

⑤ 칼륨

역할

1. 세포 내외액의 삼투압과 수분의 균형을 유지한다.
2. 산, 알칼리의 균형을 조절한다.
3. 신경의 흥분과 자극, 충격의 전달, 근육 섬유의 수축 등을 조절한다.

함유 식품

1. 육류
2. 우유와 유제품
3. 콩류, 곡류
4. 오렌지, 바나나 등의 과일과 녹색 채소, 감자

⑥ 나트륨

역할

1. 삼투 현상에 의해 물을 신체 각 부분으로 순환시키는 데 결정적인 역할을 한다.
2. 염소와 더불어 체내에서 산, 알칼리의 균형을 조절한다.
4. 정상적인 근육의 흥분성을 유지한다.
5. 신경을 자극하고 근육 섬유의 수축을 일으킨다.

함유 식품: 동물성 식품에 다양하게 존재하며 곡류, 콩류, 견과류, 과일, 채소에도 소량 들어 있다.

5
비타민

비타민은 자체가 인체의 구성 물질이거나 에너지원은 아니지만, 정상적인 성장 발육과 생명 활동에 꼭 필요한 물질이다.

역할

1. 몸의 기능을 조절한다.
2. 다른 영양소의 흡수를 돕는다.
3. 탄수화물과 단백질, 지방의 대사를 돕고 성장을 촉진한다.
4. 무기질의 이용을 돕는다.
5. 전염병에 대한 저항력을 증가시킨다.

종류: 비타민은 두 가지로 나뉘는데 기름에 녹는 것을 지용성 비타민, 물에 녹는 것을 수용성 비타민이라고 한다.

1) 지용성 비타민

① 비타민 A

역할

1. 어두운 곳에서 시력을 유지한다.
2. 상피 조직(피부나 다른 기관의 표면층)의 건강을 유지한다.

3. 성장을 뒷받침한다.

4. 정상적인 생식 기능을 유지한다.

5. 생체막의 구조와 기능을 유지한다.

결핍증

1. 각막건조증-초기에는 야맹증, 비초점

2. 각막연화증-결막이나 각막의 건조, 눈의 수분이 상실되어 괴사, 궤양, 천공 시력상실

과다증: 피로, 권태, 두통, 탈모, 근육과 뼈의 통증, 뇌부종, 구토, 피부 건조, 발열, 간비대, 빈혈

함유 식품

1. 비타민 A-동물성 식품에만 함유. 간, 달걀노른자, 버터, 마가린 등

2. 비타민 A 전구체-녹황색 식물(채소, 과일)

②비타민 D

비타민 D는 두 가지 점에서 다른 비타민과 구별되는 독특한 면을 보인다.

첫째, 모든 사람들이 반드시 음식으로 섭취해야 되는 것은 아니다. 태양 광선을 충분히 쬐면 피부에서 필요한 만큼 생긴다. 양손 등의 인체 부위를 햇볕에 하루에 1시간 정도 쪼임으로써 하루 섭취량이 생성된다.

둘째, 체내에서 호르몬처럼 작용한다. 비타민 D는 간이나 신장에서 활성 대사 물질로 전환된 다음에야 기능을 할 수 있다.

역할

1. 칼슘과 인산염의 흡수를 촉진해 골격의 정상적인 석회화를 돕는다.
2. 뼈 흡수를 촉진한다.
3. 신장에 의한 칼슘과 인산염의 재흡수를 촉진한다.

결핍증

1. 구루병(유아와 어린이)-두개골의 연화, 구루성 염주, 테타니(tetany), 뼈의 기형
2. 골연화증-골 흡수, 골질의 석회화 부실, 골절이 잘 됨.

과다증: 혈액의 칼슘 농도 증가, 식욕 감퇴, 구역질, 뼈와 연조직의 석회화, 신장 손상, 성장 지연

함유식품: 생선 기름, 우유, 버터, 달걀 등

③ 비타민 E

α토코페롤, β토코페롤, γ토코페롤, δ토코페롤 등 네 가지 토코페롤과 α토코트리에놀, β토코트리에놀, γ토코트리에놀, δ토코트리에놀 등 네 가지 토코트리에놀을 합쳐서 비타민 E라고 부른다.

역할

1. 세포막 손상을 저해하는 항산화제로 비타민 A · C, 고도 불포화 지방산이 산화 · 변질되는 것을 막는다.
2. 피부와 근육의 산화를 저하해 노화를 방지한다.

결핍증: 적혈구의 용혈 작용

과다증: 두통, 구역질, 피로, 현기증, 흐릿한 시력, 상피 조직의 변화,

비타민 K 결핍 환자에게서 출혈의 위험이 높음.

함유 식품: 밀 배아, 식물성 기름과 제품, 푸른 채소

④ 비타민 K

역할: 혈액 응고에 반드시 필요한 물질이다.

결핍증: 신생아 출혈(뇌출혈, 출혈 성향 증가)

과다증: 유아에게 용혈성 빈혈과 황달을 초래한다.

함유 식품: 녹색 채소, 차, 치즈, 달걀노른자, 간

2) 수용성 비타민

① 비타민 C

쉽게 산화되므로 식품의 판매, 가공, 저장 도중 손실되기 쉽다. 비타민 C를 보존하려는 식품은 공기와 접촉되지 않은 상태로 서늘한 곳에 저장한다. 또 식품을 너무 잘게 썰지 말고, 단시간에 조리한다.

역할

1. 체내에서 부패나 산화를 방지한다.
2. 콜라겐('시멘트'처럼 작용해 조직세포를 서로 결합시키는 단백질, 뼈, 연골, 치아, 결체조직, 피부 등에 많이 들어 있다)의 합성으로 상처 회복을 촉진한다.
3. 아미노산 대사의 필수 물질
4. 괴혈병 방지

결핍증: 괴혈병, 잇몸이 붓고 자주 피가 나며, 치아가 느슨해진다.

손발의 민감, 근육 쇠약, 식욕 감퇴, 손톱 및 출혈, 피하출혈, 소변의 혈흔, 상처 치료 지연, 늑연골 접합 부위 확대, 빈혈, 숨참.

과다증: 구역질, 설사, 임신 기간 중 과다 섭취하면 태아가 괴혈증에 걸리기 쉽다. 특히 남자의 경우 철분의 과다한 흡수를 유발해 유해한 작용을 일으킨다.

함유 식품: 과일류(특히 귤, 딸기, 키위), 채소류, 브로콜리, 양배추 등

② 비타민 B_1

비타민 B_1 티아민(thiamine)이라고 한다. 알코올은 티아민의 흡수율을 떨어뜨려 알코올 중독자에게 부족한 경우가 많다.

역할

1. 탄수화물, 지방, 단백질 등 3대 열량소로부터 에너지를 생산하는 과정에서 중요한 역할을 한다.
2. 케톨 전이효소(transketolase)의 조효소가 된다.
3. 말초 신경의 정상적 기능에 필요한 물질이다.

결핍증: 정신 장애, 심장 장애, 순환기 장애

함유 식품: 돼지고기, 간과 내장, 콩류, 땅콩류, 전곡류

③ 비타민 B_2

리보플라빈(rivoflavin)이라고도 하며 녹황색의 형광을 내는 비타민.

역할: 성장에 관여하여 성장 촉진성 비타민(growth promoting vitamin)이라고도 한다.

결핍증: 성장 발육 장애, 구순구강염, 설염, 피부염, 눈부심

함유 식품: 동식물에 널리 분포되어 있다. 식물에는 엽록 채소, 곡류의 씨눈, 효모 등에 많고, 동물에는 간, 우유, 달걀흰자, 고기 등에 많다.

④ 비타민 B_6

비타민 B_6 의 효과를 내는 모든 물질을 나타낸다. 피리독신(pyridoxine), 피리독살(pyridoxal), 피리독사민(pyridoxamine)이 여기에 속한다.

역할: 아미노산 대사에 관여한다.

결핍증: 유아 발작, 지루성 피부염, 빈혈, 신경염

함유 식품: 쌀겨, 간, 효모, 달걀노른자, 곡류, 감자, 당밀 등

⑤ 비타민 B_{12}

사용되고 남은 것은 주로 간에 저장되어 섭취량이 부족해도 결핍증은 쉽게 나타나지 않는다. 어린이는 우유 혹은 모유를 먹음으로써 필요량이 충분히 공급된다. 장기간 채식을 하는 사람들은 악성 빈혈이 생길 수 있다.

역할: 적혈구를 형성하는 데 필요한 조효소로 작용한다.

함유 식품: 동물성 식품, 간과 콩팥, 육류, 생선류, 유제품, 달걀 등

⑥ 엽산

엽산(葉酸)은 녹색 잎을 가진 식물에 널리 분포되어 있다 하여 잎을 뜻하는 라틴어에서 그 이름이 유래되었다. 알코올의 섭취나 여러 가지 약제의 복용이 엽산의 체내 이용률을 떨어뜨리는 것으로 보인다.

특히 아스피린, 경구피임제, 항경련제 등을 과다 복용하면 엽산의 체내 대사에 불리한 영향을 미칠 수 있다.

역할: 혈구의 생성, 세포대사의 진행에 관여한다.

함유식품: 동식물과 미생물에 널리 분포한다. 특히 간, 효모, 푸른색 채소, 밀의 씨눈, 굴에 많이 들어 있다.

⑦ 니아신

니아신(niacin)은 화학적으로 가장 단순한 비타민의 하나며, 이것은 피리딘의 유도체로서 건조 상태에서는 대단히 안정적이다.

역할: 비타민 B 복합체와 작용하여 신경 계통이 건강하게 유지되도록 해주고, 세포의 산소 흡수를 촉진시킨다. 모세 혈관, 근육 속에 있는 혈관을 확장시키고 혈액 순환을 돕는다.

결핍증: 피부염(어린이는 발, 어른은 목과 손, 얼굴, 무릎 등에 나타남), 구강의 동통, 혀의 적색화, 소화 불량, 설사, 신경 계통의 이상.

함유 식품: 땅콩류, 육류, 간, 효모, 우유, 달걀흰자 등 단백질 식품

⑧ 판토텐산

판토텐산(pantothenic acid)은 자연식품에 널리 분포되어 있어 붙인 이름으로, 살아 있는 모든 조직 속에 존재한다. 간, 신장, 부신, 뇌, 심장 등에 비교적 많은 양이 들어 있다. 판토텐산은 소변으로 배설된다.

역할: 부신경계의 기능을 건강하게 유지시킴으로써 세포 형성을 촉진하고 근육의 성장을 돕는다.

6
성장기 청소년의 1일 영양 권장량

어린이와 청소년들은 키가 자라면서 체중도 늘어나고, 내부 장기의 기능이 활성화되고 있기 때문에 충분한 영양 공급이 필요하다. 이때 영양 섭취가 부족하면 올바른 성장을 저해하고 신체 건강을 해치는 커다란 요인이 될 수 있다. 아래의 표는 자라나는 아이들에게 하루 동안 필요한 영양소의 권장량이니 참고하여 충분한 영양을 공급해 주기 바란다.

연령별 1일 영양 권장량

연령 \ 영양소		에너지 (kcal)	단백질 (g)	비타민 A (μgRE)	비타민 D (μg)	비타민 C (mg)	비타민 B_1 (mg)	비타민 B_2 (mg)	니아신 (mgNE)	칼슘 (mg)	철분 (mg)
0~4개월		650	20	350	10	35	0.3	0.4	5	500	6
5~11개월		850	25	350	10	35	0.4	0.5	6	500	10
1~3세		1200	30	350	10	40	0.6	0.7	8	500	10
4~6세		1600	40	400	10	40	0.8	1.0	11	600	10
7~9세		1800	50	500	10	40	0.9	1.1	12	700	12
남자	10~12세	2200	60	600	10	50	1.1	1.3	14	800	12
	13~15세	2400	70	700	10	50	1.2	1.4	16	900	18
	16~19세	2600	80	700	10	55	1.4	1.6	18	900	18
여자	10~12세	1900	60	600	10	50	1.1	1.2	13	800	18
	13~15세	2100	60	700	10	50	1.0	1.2	13	800	18
	16~19세	2000	60	700	10	55	1.1	1.3	13	800	18

제8장

키 큰 아이를 바라는 어머니들에게

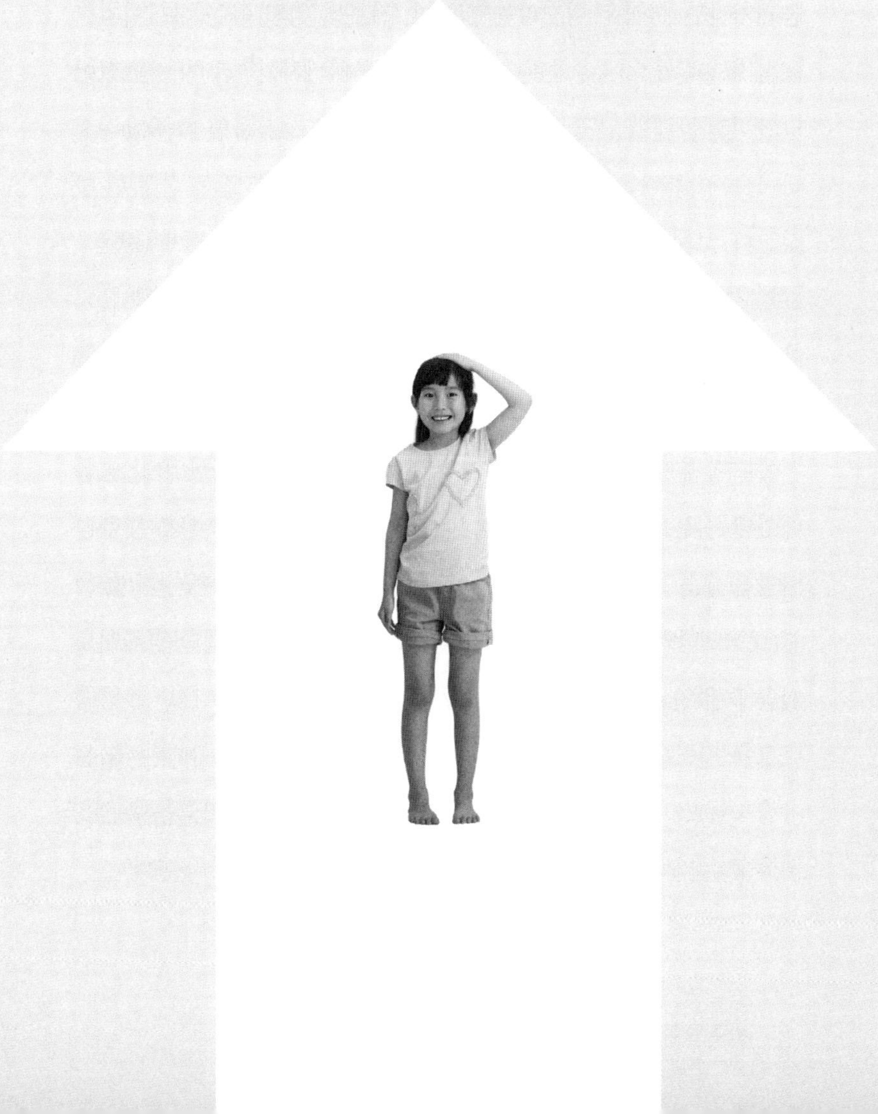

1
외모 지상주의가 자녀를 성장 장애로 만든다

요즘 우리나라가 세계 상위 그룹에 드는 통계가 또 하나 생겼다는 이야기를 들었다. 아기에게 분유를 먹이는 엄마들의 비율이 세계에서 둘째가라면 서러울 정도라는 것이다. 전부터 익히 아는 사실이지만 공식적으로 들으니 씁쓸했다. 모유 수유를 기피하는 이유가 가슴선이 망가져서 몸매가 안 좋아지기 때문이라는 것을 생각하면 더 착잡해진다. 물론 아름다움을 가꾸려는 노력에 대해서는 필자도 두 손 들어 찬성한다. 하지만 아름다움보다 몇 천 배 더 중요한 것이 자식에 대한 부모의 사랑이다. 아기 엄마가 누구에게 잘 보이려고 몸매관리를 그렇게 해야 하는지, 자신의 몸매가 아이의 미래보다 더 중요한지 필자는 잠시 헷갈렸다.

아이에게 모유만큼 좋은 영양식은 없다. 모유와 최대한 가깝게 만들었다는 분유가 등장하는 세상이지만, 아무리 잘 만들어도 모유를 따라올 수는 없다. 모유에는 아이에게 필요한 단백질, 칼슘, 지방, 회분, 효소, 면역체까지 각종 영양소는 물론, 이 세상 어떤 공장에서도 만들 수 없는 사랑이라는 성분이 들어 있기 때문이다.

모유는 크게 세 가지로 나누어 생각할 수 있다. 출산 전에 분비되는 유즙(乳汁)을 유읍(乳泣)이라 하고, 출산 직후에 잠시 분비되는 유즙을 초유(初乳)라 하며, 초유 이후 분비되는 유즙은 숙유(熟乳)라 한다.

이중에서 아이의 성장 발육에 가장 좋은 것은 초유다. 초유는 단백질, 지방, 회분 등이 월등히 많고 유당(乳糖)이 적으며, 효소와 면역체도 들어 있어 아이에게 꼭 필요한 영양소의 집합이라 할 수 있다. 그래서 모유를 계속 먹이지 않더라도 초유만은 꼭 먹여야 한다.

그럼 모유가 정말 아이의 키에 영향을 미칠까?

모유를 먹이지 않아 아이의 발육을 저해하는 현상은 쉽게 알 수 있다. 통계에 의하면 분유를 먹은 아이에 비해 모유를 먹은 아이가 질병에 대한 면역력도 높고, 성장 발육도 왕성하다. 또 모유를 먹을 때 아이는 엄마의 심장 박동을 느끼며 심리적 안정을 찾는다고 한다. 이렇듯 모유에는 아기에게 가장 적합한 요소가 모두 들어 있어 성장 발육에 많은 영향을 준다.

모유가 분유보다 좋은 점

첫째, 사람에게 가장 적합하게 만들어져 모유만으로도 충분한 영양원이 된다.

둘째, 커드 장력(curd tension) 이 낮아 소화 · 흡수가 잘 되며, 아이의 구토, 설사, 배변 장애, 알러지와 같은 수유장애가 적다.

셋째, 무균 상태라 신선하고 경제적이며, 일정한 온도를 유지해 안전하다.

넷째, 장에서 비타민이나 영양소를 흡수하는 데 효과적인 장내 세균군을 조장한다.

다섯째, 초유는 항감염 작용을 하는 IgA, 리소자임(lysozyme)을 함유하고 있다.

여섯째, 수유할 때의 모자간의 접촉은 아이에게 정서적 안정을, 어머니에게 자녀에 대한 사랑을 만든다.

모유와 분유의 비교

	모유	분유
수분	88%	88%
단백질	1.1%	3.3%
지방	3.8%	3.8%
당질	7%	4.8%
무기질	0.2%	0.8%
반응	알칼리성 혹은 양성	산성 혹은 양성
커드	연하고 부드럽다	굳고 큼직하다
소화	더 빠르다	약간 늦다
칼로리	70/100ml(20/oz)	70/100ml(20/oz)

'동의소아과학' 참조

모유 수유를 금해야 할 경우

• 어머니의 원인

1. 젖꼭지가 갈라지는 등의 피부 감염으로 인한 유선염이 있는 경우
2. 급성 감염
3. 만성 질환 – 심한 당뇨병, 신장염, 결핵, 심장 질환, 만성 빈혈, 영양실조
4. 산후 합병증 – 임신중독증, 출혈, 패혈증
5. 정신과 질환 – 산후정신병, 우울증, 기타 정신 질환

• 아기의 원인

1. 선천성 구개파열
2. 심한 미숙아 혹은 허약아
3. 모유 알러지

2
어머니의 출산 연령과 자녀의 지능 · 체격의 관계

나이 많은 여자가 아이를 낳으면 아이 몸이 약할 확률이 높다는 것이 사실일까? 한의학 서적에 보면 이 부분에 대해 자세히 나와 있다.

"여자가 젊을 때 출산하면 아이의 몸이 건강해서 잘 자라고, 여자가 늙어서 출산하면 아이의 머리는 좋은 반면 몸이 약하고 체격이 작아진다."

필자가 실제로 진료해 본 결과 고대에 기록된 이런 내용이 사실임을 확인할 수 있었다. 부모의 키가 커도 고령에 출산한 경우엔 아이의 키가 작아 진료하러 오는 경우가 많기 때문이다. 태아가 엄마 배속에서 10개월 동안 생활하다 보니 어머니가 젊고 건강하면 아이도 그 영향을 받아 건강하게 태어나고, 어머니 나이가 많으면 연륜으로 인해 아이의 머리는 좋지만 몸은 어머니의 체력을 따라 허약하고 왜소해지는 것 같다.

한의학적으로 볼 때 21~28세에 출산하는 것이 가장 좋다. 너무 빨라도 안 좋지만, 너무 늦어도 문제다. 28세가 넘으면 여자의 몸은 노화가 나타나기 시작해 될 수 있으면 아기는 그 전에 낳는 것이 좋다. 남자의 경우도 24~32세에 아이를 갖는 것이 바람직하다. 특히 자신의 키가 작아 자녀의 키를 걱정하는 부모들은 적절한 나이에 아이를 갖는 것이 자녀의 키에 도움이 된다.

3
키 큰 아이 낳을 수 있는 좋은 태교

모든 일은 시작이 매우 중요하다. 아이 인생의 시작도 그렇다. 아이가 건강한 체질로 태어날지, 허약한 체질일지, 정서적으로 안정된 상태가 될지, 불안정할지, 머리가 좋을지, 나쁠지 등은 출생시에 어느 정도 결정되며, 엄마 배속에서의 생활이 출생할 때의 상태에 큰 영향을 미친다. 또 엄마 배속에서 영양을 충분히 공급받고, 정서적으로 안정된 아이가 출생 후에 훨씬 잘 자라나는 것을 볼 수 있다. 그래서 예부터 태교는 매우 중요하게 여겨져 왔다.

우리 조상들은 태교뿐만 아니라 부부가 교합하여 아기를 만들 때도 조심하고 또 조심했다. 즉 천둥 번개가 치는 날, 술을 많이 마신 날, 상갓집에 다녀온 날, 부정한 것을 보거나 들은 날 등 수십 가지 예를 정해 놓고 그날을 피해 부부관계를 가졌다. 물론 현대 과학으로 보면 터무니없는 경우도 많지만, 아기를 위한 정성이 훌륭한 태교라고 생각한 것이다.

태교의 중요성은 여러 가지 실험을 통해 밝혀졌으며, 어떤 태교가 좋은지 계속 연구되고 있다. 다음은 한의학에서 말하는 태교에 관한 내용이다.

1. 조용한 곳에서 지내며 자세를 바르게 한다(모로 눕거나 모서리, 변

두리에 앉지 않으며 비뚤게 서지 않는다).

2. 기쁜 마음으로 지낸다.
3. 조용한 음악을 듣는다.
4. 교양 서적을 읽는다.
5. 임신이 확인되면 성교를 절제한다.
6. 교양 있는 언어를 사용하고 예의범절을 지킨다.
7. 놀라지 않는다.
8. 과욕을 버린다.
9. 좋지 못한 일을 보지도 듣지도 말하지도 않는다.
10. 옷을 너무 덥게 입지 않는다.
11. 과식하지 않는다.
12. 술은 마시지 않는다.
13. 침, 뜸, 약은 극히 신중히 한다. 술을 넣고 달이는 약은 금한다.
14. 과로하지 않는다.
15. 무거운 것을 들지 말고, 높은 곳에 오르지 말며, 개울 같은 곳을 함부로 건너뛰지 않는다.
16. 너무 누워 있지 말고 수시로 보행한다.
17. 칼 같은 예리한 연장을 가급적 다루지 않는다.
18. 신체적 충격을 주거나 배를 너무 졸라매지 않는다.
19. 담백하고 소화되기 쉬운 음식을 먹으며, 너무 차거나 더운 것은 피한다.
20. 성질이 찬 음식(채소, 과일, 빙과류 등)과 기름진 음식을 많이 먹지 않는다.

21. 한의학에서는 임신중에 금하는 음식물과 약물이 있다. 토끼고기를 먹으면 언청이를 낳고, 오리고기를 먹으면 발가락이 오리같이 생긴 아이를 낳는다는 말은 음식물을 가려서 먹으라는 뜻이다.
22. 약물은 어떤 것이라도 의사의 지시를 받은 뒤에 복용한다.

이렇게 좋은 태교를 받은 아이는 엄마 배속에서도 별 탈 없이 잘 자란다. 태교라는 것이 따지고 보면 산모와 아이를 위해 조심하고 또 조심하라는 내용이기 때문이다. 태교는 아이가 엄마 배속에 만들어지면서부터, 아니 그 이전부터 시작돼야 한다. 그러려면 태아의 성장 과정을 알아야 할 것이다.

눈에 보이지 않을 정도로 작은 수정란이 착상해 출생하기까지는 무에서 유가 창조되는 놀라운 시기다. 10개월 동안의 태아의 성장 과정은 다음과 같다.

- 1개월-키 2mm
- 2개월-키 2cm, 체중 4g. 머리, 몸통, 눈, 코, 입, 귀 등 신체 기관이 발달해 뚜렷하게 보인다. 팔다리는 아직 짧으나 손가락, 발가락이 구비되기 시작한다. 생식기도 서서히 발생한다.
- 3개월-키 9cm, 체중 20g. 손가락, 발가락이 완전한 형태를 갖춘다. 심장, 간장 등의 내장 기관이 형태를 갖추기 시작한다.
- 4개월-키 16~18cm, 체중 110g. 성별이 확실해지고, 심장의 미약한 박동을 느낄 수 있다.
- 5개월-키 20~25cm, 체중 300g. 모발이 자라고, 팔다리로 활

발히 운동한다.

- 6개월-키 28cm, 체중 650g. 눈썹, 속눈썹이 생긴다. 골격이 잡히기 시작하고, 내부 기관 활동이 시작된다.
- 7개월-키 35cm, 체중 1kg.
- 8개월-키 40cm, 체중 1.5kg. 각 기관과 골격이 완성 단계에 이른다.
- 9개월-키 46cm, 체중 2.3~2.6kg. 손톱, 발톱이 발달하고, 생식기가 거의 완성된다.
- 10개월-키 50cm, 체중 3~3.2kg. 손톱, 발톱과 생식기가 완성된다.

4
성장 과정

키가 자라는 과정

태어날 때 아이의 평균 신장은 51cm 정도, 출생 후 1년간은 태아기처럼 급격히 성장하여 25cm 정도 자라며, 만 2세까지는 1년간 11cm 정도, 만 2~3세까지는 1년간 7~8cm, 만 4세부터 사춘기 직전에는 1년에 5~6cm 성장한다. 그리고 사춘기에 접어들면 다시 급성장해 1년에 8~12cm씩 자라다가. 사춘기 이후 성장 폭이 급격히 감소해 1년에 4~5cm, 2~3cm, 1cm 정도로 줄어들어 결국 멈춘다.

인체의 성장은 머리에서 꼬리뼈 방향으로 진행된다. 즉, 출생 시 머리와 몸통은 크고 팔다리가 짧으며, 팔이 다리보다 길다. 출생 후 사춘기까지는 몸통보다 사지의 성장이 왕성해 팔다리가 길어지고, 사춘기에 접어들면 몸통이 급격히 자란다. 간혹 자녀가 어렸을 때 몸통이 길고 하체가 짧은 것을 보고 걱정하는 경우가 있는데, 이는 기우일 뿐이다.

소아의 신장 증가 배수

구분 \ 연령	출생시	1년	2년	4년	8년	12년
신장(cm)	약 50	75	87.5	100	125	150
출생시 신장에 대한 배수	1	1.5	1.8	2	2.5	3

체중이 증가하는 과정

출생시 3.2~3.4kg이 정상이고, 2.5kg 이하는 미숙아, 4kg 이상은 거대아라고 한다. 즉 2.6~4kg까지를 정상아의 범위로 보는 것이다. 아기가 태어나면 생리적 체중 감소 현상이 나타나 2~5일간은 일시적으로 체중이 줄고, 1~2주가 지나면 규칙적으로 증가한다. 석 달 정도면 출생 때 체중의 2배가 되고, 만 4세 정도면 약 16kg에 이르러 5배가 된다. 아이의 체중이 적당히 증가하는 것은 키의 성장에 중요한 요인이 될 수 있다. 가장 좋은 것은 키와 비례된 체중이다.

소아의 체중 증가 배수

구분 \ 연령	출생시	3개월	1년	2년 6개월	4년	6년	10년	12년	15년
체중(Kg)	약 3.3	6.6	10	13.5	16.5	20	33	42	54
출생시 체중에 대한 배수	1	2	3	4	5	6	10	13	16

소화 기관의 발달 과정

소아는 출생시 위장의 아랫부분이 덜 발달해 서양배와 같은 모양인데, 생후 반년 이상 지나야 장축 쪽으로 수평하게 된다. 아이가 젖을 자주 토하는 것도 이 때문이다. 생후 1년 정도 지나면 위장이 발달하고 제대로 자리 잡아 토하는 횟수가 줄어든다. 그리고 만 10세 정도면 성인의 위장과 비슷할 정도로 발달한다.

소화 기관의 용적

연령	신생아	1개월	3개월	6개월	9개월	1년	성인
용적(cc)	약 50	90	110	160	230	300	1500

5
치아 발생과 키의 성장

치아는 키의 성장과 밀접한 관계가 있다.

먼저 치아를 보면 그 아이의 성장 과정을 알 수 있다. 또래에 비해 치아의 발육이 빠르면 육체적으로 조숙해 키도 일찍 크고 일찍 멈출 것이며, 치아의 발육이 늦으면 키의 성장 과정 또한 늦을 것이다. 만일 아이가 전자에 해당되면 적절한 진료와 치료를 받아야 한다. 특히 영구치는 순서대로 나기 때문에 영구치를 살펴보면 아이의 발육 과정도 알 수 있다. 이 방법을 잘 숙지하면 골 연령 측정을 거치지 않고도 가정에서 아이의 발육 상태를 알 수 있다.

유치(幼稚)는 20개가 있는데, 보통 생후 2년 반 정도 지나면 모두 난다. 영구치(永久稚)는 대개 6~7세 이후 유치가 빠지고 새로 난 32개의 치아다. 영구치가 나는 순서는 아래의 그림과 같다.

영구치의 발생 순서

1. 6~8세 2. 6~9세 3. 7~10세 4. 9~13세
5. 9~13세 6. 10~14세 7. 12~14세 8. 17~30세

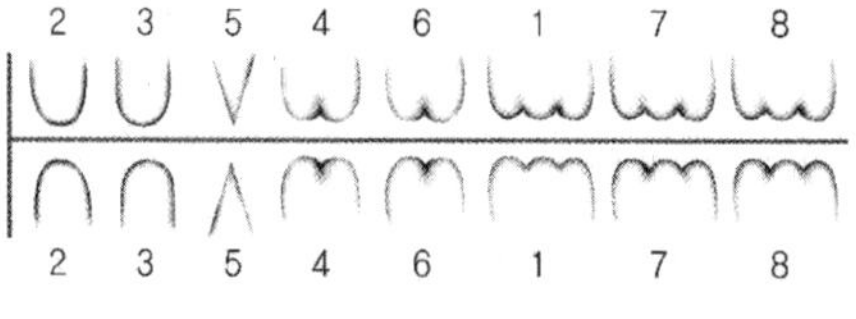

1. 제1대구치 2. 내절치
3. 외절치 4. 제1소구치
5. 견치 6. 제2소구치
7. 제2대구치 8. 제3대구치

6
잘 노는 아이가 잘 자란다

“어떻게 해주면 아이가 키 크고 건강하게 자랄 수 있나요?”

성장 클리닉을 찾는 부모님들이 가장 많이 하는 질문이다. 이것이 요즘 사회에서 얼마나 비현실적인 말인지는 필자나 부모 모두 너무 잘 알고 있다. 무한 경쟁 시대에 살고 있는 우리 아이들은 남보다 조금이라도 앞서기 위해 전투와 다름없는 생활을 하기 때문이다. 키가 크고 싶어도 클 시간이 없는 것이다. 이상과 현실이 다르다 해도 잘 노는 것이 우리 아이들의 키가 크는 좋은 방법임에 틀림없다.

사람도 자연의 일부라 먹이사슬에서 벗어날 수 없고, 최상층의 포식자에 속해 있다. 우리는 사람과 같이 먹이사슬의 최상층을 점유하는 동물들의 성장 과정에서 배울 것이 많다. 그들의 새끼들은 하루 종일 뛰어다니고, 장난치고, 졸리면 자는 것이 전부다. 그러는 가운데 자기도 모르게 가장 강한 근육과 뼈로 무장된 사냥꾼이 되어간다.

우리 아이들도 마찬가지다. 아이들의 특성상 매일 정해진 시간에 규칙적으로 운동을 시킨다는 것도 쉽지는 않다. 하지만 노는 것은 다르다. 특별한 질환이 없는 한 뛰고, 놀고, 장난치는 것을 싫어하는 아이는 없다. 아이들은 이런 과정에서 지식적으로는 세상을 살아가는 규칙을 배우고, 육체적으로는 자신도 모르게 내부 장기와 뼈, 근육, 관절이 발달돼 간다.

7
할아버지, 할머니가 키울 때 성장 부진 확률 높다

매우 민감하고 조심스런 부분이라 많이 망설였지만, 의사로서 진실을 왜곡할 수도 없는 일이라 여기에 밝힌다. 키가 작은 아이들을 진료하다 보면 공통분모를 발견하게 되는데, 부모가 맞벌이를 하거나 아이들을 (외)조부모가 키우는 경우가 많다는 사실이다. 이런 현상이 발생하는 원인은 다음과 같다.

첫째, 맞벌이로 부모를 자주 대하지 못한 자녀는 부모의 사랑에 부족함을 느껴 정서적으로 불안정해지고 스트레스를 받는다.

둘째, 부모가 직장 생활로 바쁘기 때문에 자녀의 생활 지도를 제대로 하지 못해 규칙적인 생활이 쉽지 않다.

셋째, (외)조부모가 자라던 시절에는 밥풀 하나 흘리면 종아리를 맞았다. 그런 생활이 몸에 밴 (외)조부모들은 손자, 손녀가 무조건 잘 먹기를 바라고, 살이 찌면 우량아라고 좋아하며, 살이 나중에 키로 간다는 편견을 가지고 있다.

마지막으로 가장 중요한 것은 부모의 체온을 자주 느낄 수 없다는 데 있다. 아이는 강아지와 다를 게 없다. 자주 비비고, 접촉하고, 안고, 어르는 것을 무엇보다 좋아하며, 그렇게 자란 아이는 정서적으로 안정되어 정상적인 생활을 할 수 있게 된다. 아이들의 왕성한 성장과 건강을 위해서 부모님이 그만큼 관심을 가져야 할 때다.

8
컴퓨터를 오래하면 키가 안 큰다

요즘 중 · 고등학교에서는 수업 시간에 엎드려 자는 학생들이 많다고 한다. 공부에 대한 스트레스와 사춘기의 정서적 불안으로 수면이 부족하거나 밤새 공부를 하는 등 피곤해서 그럴 수도 있다. 하지만 알고 보면 열에 일곱은 밤새도록 컴퓨터 게임을 하다가 학교에 와서 수업 시간에 잠을 자는 경우라고 한다.

컴퓨터를 무리하게 하는 것은 키가 자라는 데 큰 방해 요인이 될 수 있다. 전자파의 영향도 있겠지만, 그 외에도 키의 성장을 막는 요인은 많다. 아이들이 컴퓨터를 할 때 뇌는 계속 스트레스 상태에 놓여 성장 호르몬이 적게 분비되고, 의자에 앉아 있는 시간이 길어져 운동량이 절대적으로 부족하다. 게임이라도 하면 온몸은 바짝 긴장한 상태가 되어 척추, 어깨, 관절 등에 무리가 올 수밖에 없다. 또 라면으로 식사를 때우는 등 불규칙하고 불균형한 영양 섭취와 수면 부족이 있다.

성장 호르몬은 오후 10시부터 다음날 오전 2시까지 가장 많이 분비된다. 이 시간에 눈을 벌겋게 뜨고 있으니 나오던 호르몬도 도로 들어가고 마는 것이다. 실제로 아이들의 성장 과정을 지켜보면 컴퓨터를 많이 하는 시기에 키가 덜 자라는 것을 확인할 수 있다. 시대적 흐름이 그렇다 보니 컴퓨터를 전혀 못하게 할 수는 없지만, 아이의 미래를 위해 적당히 조절해 줘야 한다.

부록

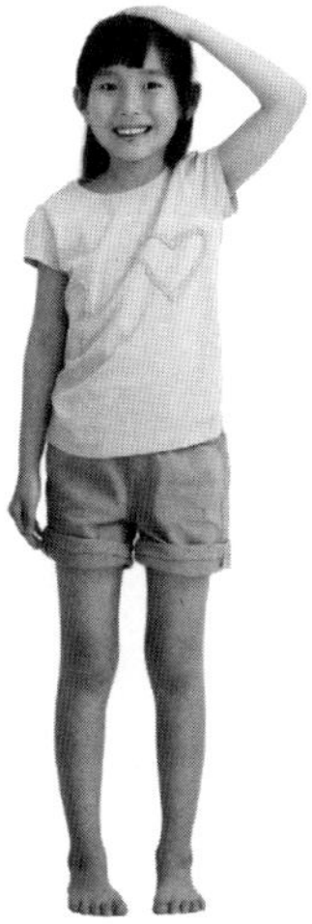

1

Q&A

Q 성장 치료에 가장 좋은 시기는 언제인가요?

A 만 5세가 넘으면 빠를수록 좋다. 키가 작은 아이들은 또래에 비해 1년 성장 치가 약간씩 부족하므로 늦으면 늦을수록 평균 신장과 차이가 점점 더 벌어진다. 최종 키가 조금 작을 수 있는 아이라면 다소 늦게 치료해도 되지만, 많이 작은 아이는 치료 시기가 빠를수록 좋다. 오랜 시간을 두고 꾸준히 치료해야 뒤떨어진 부분을 보충할 수 있기 때문이다.

Q 성장 치료를 시작하면 키가 멈출 때까지 계속해야 하나요?

A 양방의 성장 호르몬 요법은 성장 호르몬 주사를 맞는 동안에는 키가 잘 자라지만, 1~2년 맞고 중단하면 다시 성장 폭이 떨어진다. 하지만 한방 치료는 뇌하수체의 성장 호르몬 분비가 왕성하도록 도와주고, 인체 내부를 키가 가장 잘 성장할 수 있는 환경으로 만들어 주므로 이런 조건이 형성되면 약의 복용을 중지해도 된다. 복용 기간은 개인에 따라 다른데 짧게는 3~6개월, 길게는 1~2년이다. 이 기간이 지나면 복용을 중지하고, 키 성장 상태를 관리하는 단계로 들어간다.

Q 성장판이 닫히면 치료가 불가능한가요?

A 결론적으로 말하면 불가능하고, 설령 치료를 한다 해도 큰 효과는 없다. 키가 자라려면 뼈가 길이 성장을 해야 한다. 뼈에서 길이 성장을 하는 부분이 성장판이므로 성장판이 닫히면 뼈가 자랄 장소가 없어진다. 성장판이 열려 있을 때의 치료도 키가 멈춘 사람을 다시 자라게 하는 것이 아니라 자랄 때 더욱 잘 자라게 만드는 것이다.

Q 성장판이 닫힌 상태에서 치료할 수 있는 경우는?

A 첫째, 척추나 관절이 변형된 경우, 추나 요법으로 교정하면 2cm 정도 자란 것과 같은 효과가 있다.
둘째, 단백질과 칼슘 등이 많이 부족한 경우, 성장판이 닫힌 상태에서도 이런 영양소를 충분히 섭취하면 골 밀도가 높아지고 뼈가 강해져 키가 약간 자란다.

Q 현재 20세가 넘었는데 치료할 수 있나요?

A 일반적으로 남자는 고등학교 1~2학년, 여자는 중학교 2~3학년에 성장판이 닫힌다. 간혹 성장판이 늦게 닫히는 경우가 있으니 검사를 해보는 것도 괜찮지만, 큰 기대는 하지 않는 것이 좋다.
일단 성장판이 닫혔어도 추나 요법을 통해 2cm 정도 성장 효과를 볼 수 있다. 하지만 이 방법은 모든 사람에게 가능한 것은 아니고, 척추나 관절이 변형되어 교정할 부분이 있는 경우에 해당된다.

Q 2차 성징이 나타났는데 치료가 가능할까요?

A 성 호르몬이 분비되고 2차 성징이 나타나면 성장판이 점점 좁아져 2~3년 후에 닫히고 키의 성장도 멈춘다. 2차 성징이 있는 경우, 성장판 검사를 하여 치료 여부를 결정한다. 성장판이 완전히 닫혔으면 치료할 수 없지만, 조금이라도 열려 있으면 치료가 가능하다. 그러나 이때도 키가 자랄 부분이 적은 상태이므로 많이 자라기를 기대하기는 어렵다.

Q 한약을 장기간 복용해도 부작용이나 다른 문제는 없나요?

A 한약을 오래 먹으면 머리가 나빠진다거나 간에 무리가 간다는 속설이 많다. 하지만 이런 말에는 신경 쓸 필요 없다. 한약은 양약처럼 병에 직접 작용하기보다는 몸의 상태를 정상으로 만들어주는 데 목적이 있다. 수험생에게 처방하는 총명탕도 머리를 맑게 하고 집중력을 높여 주는 것이다.

성장약은 장기간 복용해야 하므로 한의사들이 더 신경을 써서 몸에 무리를 주는 약재는 사용하지 않는다. 더욱이 성장을 도와주는 한약은 인체 내부 기능을 가장 좋은 상태로 만들어 주므로 건강에 해가 되지 않는다.

Q 성장 호르몬 치료와 한약 복용을 병행해도 되나요?

A 물론 가능하다. 성장 호르몬 투여 중에 한약을 복용하면 성장 호르몬 분비 저하는 물론 성장에 영향을 미치는 다른 질환을 개선해 더욱 왕성한 성장을 도와주며, 신체 내부 기능을 키가 자라는

데 적합한 조건으로 만들어 준다. 그리하여 성장 호르몬과 한방 치료를 병행하면 상호 보완 작용으로 체질 개선과 건강 증진에 도움이 된다.

Q 알러지성 · 호흡기 질환이 있거나 비만일 경우에는 어떻게 치료하나요?

A 한의학에서 사용하는 성장 치료 방법에는 두 가지가 있다.

첫째, 키가 자라는 데 방해 요인이 되는 질환이 있을 때는 이것을 먼저 치료해 키가 자랄 수 있는 환경을 만들어 준다.

둘째, 특별한 질환 없이 키가 작을 때는 성장 호르몬의 분비를 촉진하고, 성장판의 활동을 왕성하게 하는 치료법을 사용한다.

그러므로 질문과 같은 질환이 있을 경우 병의 치료부터 하고, 둘째 단계의 치료를 한다. 성장판이 좁아지고 있어 키가 클 시간이 없는 사춘기 이후라면 두 가지 방법을 병행하거나, 질환을 무시하고 키가 크는 치료를 중점적으로 하는 경우도 있다.

Q 엄마, 아빠가 작아도 키가 클 수 있을까요?

A 키는 유전적 요소가 가장 중요하다. 흔히 유전적 요인이 차지하는 비율이 20~30%라고 하지만, 실제로는 70% 이상이다. 하지만 100%는 아니다. 유전적으로 160cm까지 자랄 아이가 노력한다고 180cm가 될 수는 없지만, 170cm 정도는 자랄 수 있다. 후천적인 노력을 하면 선천적으로 타고난 키보다 5~10cm더 자랄 수 있다는 말이다. 노력 여하에 따라 이보다 더 큰 경우도 많다.

Q 최근 2년 동안 1년에 10cm 정도씩 자랐는데, 앞으로도 많이 자랄 수 있을까요?

A 이렇게 갑자기 많이 자라면 부모님이나 당사자는 좋아할 것이다. 하지만 의사 입장에서는 그리 좋아할 일만은 아니라고 생각한다.

사람은 사춘기 전에 1년에 5~6cm 자라다가 사춘기가 되면 1년에 8~12cm씩 자라는 급성장기를 맞이한다. 이런 시기가 1~2년 지나면 성 호르몬이 왕성하게 분비되고 성장판이 좁아지기 시작해 4~6cm 더 자라고 키가 멈춘다.

그러니 최근에 급성장했다면 앞으로 성장판이 좁아지고 자라는 폭도 점점 줄어들어 4~6cm 자라고 멈출 것으로 봐야 한다.

Q 자위행위를 하면 키가 자라는 데 영향을 미치나요?

A 청소년들이 가장 많이 하는 질문이다. 이 시기에는 아이들이 성에 대해 가장 궁금해 하고, 몽정을 겪으면서 자위행위를 한다. 요즘은 인터넷 등의 발달로 성적인 내용을 담은 매체를 쉽게 접할 수 있어 심한 자위행위를 하는 경우도 있다. 이때 죄책감이나 두려움을 느끼고, 걱정을 하게 되어 스트레스를 받는다. 이런 스트레스가 키 성장에 방해가 되는 것이다. 더 나아가 육체적으로도 신허(腎虛), 즉 신장의 정기를 손상시켜 키 성장에 방해 요인이 될 수 있고, 다른 신체 발육과 면역 기능에도 영향을 미칠 수 있다.

Q 성인이 되었을 때의 최종 키를 미리 알 수 있나요?

A 물론 미리 알 수 있다. 만 5세가 넘으면 뼈 사진을 통해 골 연령과 성장판 상태, 평균 신장과의 차이, 최근 성장 정도 등을 고려해 성인이 되었을 때의 최종 키를 미리 알 수 있다. 키가 자라는 장소인 뼈를 직접 보고 예측하는 것이므로 아주 정확하다.

일반적으로 알고 있는 유전 계산법은 유전만을 고려한 방식이고 부모님을 50%씩 닮았다는 전제하에 계산하여 정확성은 다소 떨어지는 데 반해, 위와 같은 방식으로 하면 90% 이상의 정확도를 볼 수 있다. 성장 치료는 현재 작다고 치료하고 현재 작지 않다고 치료하지 않는 것이 아니라, 위의 방식으로 최종 키를 예측한 다음 치료 여부를 결정한다.

2
우리나라 청소년의 연도별 신체발달 사항

다음 표들은 통계청에서 1970년부터 2001년까지 우리나라 초·중·고생들의 신체 발달 사항을 조사한 자료다. 많은 언론이 우리나라 청소년들의 신체 발달이 예전에 비해 두드러진다는 것을 보도했는데, 다음 표들을 보면 그런 사실을 확실하게 알 수 있다.

남학생 평균 신장(단위 cm)

	1970	1975	1980	1985	1990	1995	2000	2001
6세	112.9	113.3	115.0	116.5	118.3	119.4	120.1	120.3
7세	117.9	118.3	120.0	122.1	123.8	125.2	125.8	126.2
8세	121.9	120.8	125.1	126.9	128.8	130.7	131.3	131.4
9세	126.3	127.8	129.9	131.8	133.8	135.6	136.6	136.8
10세	130.3	132.5	134.4	136.6	138.6	140.6	141.9	142.2
11세	134.4	136.8	139.3	141.4	144.1	146.3	148.1	148.2
12세	143.7	143.4	144.2	147.4	150.1	152.6	154.9	155.2
13세	148.2	148.7	150.4	154.1	157.0	159.5	161.8	162.2
14세	150.0	153.9	156.8	160.2	162.5	165.3	167.2	167.2
15세	160.8	161.6	162.2	164.8	166.8	168.8	170.4	170.9
16세	163.7	164.5	165.6	167.6	168.9	170.4	172.2	172.2
17세	165.9	166.8	167.4	169.1	170.1	171.5	173.0	173.1

여학생 평균 신장(단위 cm)

	1970	1975	1980	1985	1990	1995	2000	2001
6세	111.9	112.3	113.7	115.4	117.2	118.4	118.9	118.8
7세	115.4	117.8	119.6	120.9	122.7	123.9	124.9	124.8
8세	119.9	121.9	124.5	125.9	128.1	129.3	130.1	130.3
9세	124.8	127.3	129.4	131.2	133.6	135.0	136.0	136.2
10세	129.6	132.2	134.8	136.8	139.3	141.4	142.3	142.5
11세	133.2	137.6	140.3	143.2	145.8	147.9	149.2	149.1
12세	144.2	145.2	146.5	149.7	151.9	153.2	154.4	154.3
13세	148.8	150.0	150.7	153.1	154.6	156.2	157.3	157.5
14세	151.0	153.4	153.8	155.5	156.6	158.2	158.9	159.0
15세	153.4	154.9	155.7	156.7	157.6	158.9	159.5	159.7
16세	155.5	156.3	156.5	157.0	58.1	159.4	160.2	160.2
17세	156.5	156.8	157.2	157.7	158.6	159.8	160.5	160.7

이 통계 수치는 만 나이를 기준으로 한 것임을 밝혀둔다. 우리나라 청소년들의 키와 체중에 대한 조사와 통계는 학교 신체검사를 통해서만 알 수 있으므로, 이 자료 역시 그 기준을 가지고 통계를 낸 것이다. 신체검사를 하지 않는 만 17세 이후의 통계가 정확히 나온 적이 없는 것도 이 때문이다. 만 17세 이후의 정확한 통계가 없다는 것은 성인의 신체 발달 사항을 정확히 비교·분석할 수 없다는 것으로, 필자도 가장 아쉬운 부분이다.

남학생 평균 체중(단위 kg)

	1970	1975	1980	1985	1990	1995	2000	2001
6세	19.3	19.2	20.1	20.5	21.6	22.8	23.3	23.5
7세	21.4	21.1	22.2	22.8	24.2	25.7	26.4	26.9
8세	22.7	23.1	24.5	25.2	27.0	28.9	29.9	30.3
9세	24.8	15.5	16.8	17.9	30.1	32.1	33.6	34.1
10세	27.1	29.9	29.3	30.8	33.7	35.5	37.8	38.1
11세	29.6	31.0	32.3	33.9	37.3	39.7	42.0	42.7
12세	36.7	35.0	35.6	37.9	41.7	44.6	47.4	48.3
13세	40.1	38.9	40.0	43.0	47.1	49.8	52.9	53.7
14세	43.7	43.9	45.9	48.7	51.9	54.8	57.7	58.3
15세	51.1	51.1	51.9	53.9	56.3	59.1	60.8	61.8
16세	53.8	54.8	55.5	51.0	58.9	61.4	63.2	63.4
17세	56.6	57.5	58.5	59.8	61.3	66.4	65.3	66.1

여학생 평균 체중(단위 kg)

	1970	1975	1980	1985	1990	1995	2000	2001
6세	18.8	18.5	19.2	19.7	22.9	22.0	22.4	22.4
7세	20.6	20.3	21.4	21.9	23.5	24.6	25.4	25.5
8세	22.4	22.4	23.7	24.3	26.3	27.7	28.5	28.7
9세	24.3	24.9	23.7	24.3	26.3	27.7	28.5	28.7
10세	26.5	27.8	29.4	30.5	33.2	35.3	36.3	36.8
11세	29.2	31.2	32.9	34.8	37.9	40.5	41.8	41.8
12세	37.5	36.9	38.1	40.0	42.6	45.4	46.7	46.7
13세	41.0	41.2	42.7	44.2	46.9	45.4	46.7	46.7
14세	43.8	45.0	46.3	47.8	49.6	51.9	52.5	52.4
15세	48.7	49.0	49.4	50.2	51.5	52.8	53.3	53.8
16세	50.8	50.9	51.5	51.5	52.7	53.5	54.2	54.3
17세	52.2	52.1	52.5	52.9	53.5	54.5	54.9	54.9

자료: 질병관리본부 〈소아 청소년 표준 성장 도표〉

3
우리 아이 키는 얼마나 되는 것일까?

발육표준표

1. 남아(0~12개월미만)

(단위: 체중(kg), 신장(cm), 머리둘레(cm))

연령	구분	백분위수(남아)								
		3rd	5th	10th	25th	50th	75th	90th	95th	97th
출생시	체중	2.6	2.7	2.8	3.1	3.4	3.8	4.2	4.5	4.6
	신장	44.7	45.3	46.4	48.2	50.1	52.1	53.9	54.9	55.6
	머리둘레	32.1	32.4	32.9	38.7	34.7	35.7	36.7	37.4	37.8
1~2개월[1)]	체중	4.5	4.6	4.8	5.2	5.7	6.2	6.6	6.9	7.1
	신장	52.8	53.4	54.4	56.0	57.7	59.4	61.0	61.9	62.5
	머리둘레	35.5	35.9	36.4	37.3	38.3	39.3	40.3	40.9	41.3
2~3개월	체중	5.1	5.3	6.0	6.5	7.0	7.9	8.1	8.5	8.7
	신장	56.1	56.7	60.2	661.8	63.5	65.2	66.7	67.6	68.2
	머리둘레	37.0	37.4	39.1	40.0	41.1	42.1	43.0	43.6	43.9
3~4개월	체중	5.6	5.8	6.0	6.5	7.0	7.6	8.1	8.5	8.7
	신장	58.6	59.2	60.2	61.8	63.5	65.2	66.7	67.6	68.2
	머리둘레	38.2	38.5	39.1	40.0	41.1	42.1	43.0	43.6	43.9
4~5개월	체중	6.0	6.2	6.5	7.0	7.5	8.1	8.7	9.0	9.3
	신장	60.8	61.4	62.3	63.9	65.7	67.4	68.9	69.8	70.4
	머리둘레	39.1	39.5	40.1	41.0	42.0	43.0	44.0	44.5	44.9
5~6개월	체중	6.4	6.6	6.9	7.4	8.0	8.6	9.2	9.5	9.8
	신장	62.6	63.2	64.2	65.8	67.6	69.3	70.9	71.8	72.4
	머리둘레	39.9	40.3	40.9	41.8	42.8	43.9	44.8	45.3	45.7
6~7개월	체중	6.7	6.9	7.2	7.7	8.4	9.0	9.6	10.0	10.2
	신장	64.2	64.9	65.9	67.5	69.3	71.0	72.6	73.6	74.2
	머리둘레	40.6	41.0	41.5	42.5	43.5	44.5	45.4	46.0	46.3
7~8개월	체중	7.0	7.2	7.5	8.1	8.7	9.4	10.0	10.4	10.7
	신장	65.7	66.4	67.3	69.0	70.8	74.1	74.3	75.8	75.9
	머리둘레	41.2	41.5	42.1	43.1	44.1	45.7	46.5	46.6	46.9
8~9개월	체중	7.3	7.5	7.8	8.4	9.0	9.7	10.4	10.8	11.1
	신장	67.0	67.7	68.7	70.4	72.3	74.1	75.8	76.8	77.4
	머리둘레	41.7	42.1	42.6	43.6	44.6	45.7	46.5	47.1	47.4
9~10개월	체중	7.5	7.7	8.1	8.7	9.3	10.1	10.7	11.2	11.4
	신장	68.3	68.9	70.0	71.7	73.6	75.5	77.2	78.2	78.9
	머리둘레	42.1	42.5	43.1	44.1	45.1	46.1	47.0	47.5	47.9
10~11개월	체중	7.8	8.0	8.3	8.9	9.6	10.4	11.1	11.5	11.8
	신장	69.4	70.1	71.2	72.9	74.9	76.8	78.5	79.6	80.2
	머리둘레	42.5	42.9	43.5	44.5	45.5	46.5	47.4	47.9	48.3
11~12개월	체중	8.0	8.2	8.6	9.2	9.9	10.7	11.4	11.8	12.1
	신장	70.5	71.2	72.3	74.1	76.0	78.0	79.8	80.9	81.5
	머리둘레	42.9	43.3	43.9	44.8	46.9	46.9	47.8	48.3	48.7

대한소아과학회에서는 성장 장애의 기준인 3%, 즉 성별과 나이가 같은 어린이 199명 중 작은 순으로 3번째 안에 드는 키를 질병으로 간주한다.

보는 방법은, 만 나이고 50%의 수치가 표준 신체 발육 수치다. 3%는 100명 중 3번째로 작은 것을 의미하고, 97%는 100명 중 97번째로 큰 것이다. 예를 들어, 출생 시 남자아이는 50.1cm에 3.4kg이 표준이고, 출생 시 여자아이는 49.4cm에 3.3kg이 표준이다.

2. 여아(0~12개월미만)

(단위: 체중(kg), 신장(cm), 머리둘레(cm))

연령	구분	백분위수(남아)								
		3rd	5th	10th	25th	50th	75th	90th	95th	97th
	체중	2.5	2.6	2.7	3.0	3.3	3.7	4.0	4.3	4.5
출생시	신장	44.5	45.1	46.1	47.6	49.4	51.1	52.8	53.7	54.4
	머리둘레	31.4	31.7	32.2	33.0	34.1	35.1	36.1	36.7	37.1
	체중	4.2	4.3	4.6	4.9	5.4	5.8	6.2	6.5	6.7
1~2개월	신장	51.9	52.5	53.4	54.9	56.7	58.3	59.9	60.8	61.3
	머리둘레	34.8	35.1	35.6	36.5	37.5	38.6	39.6	40.2	40.6
	체중	4.8	4.9	5.2	5.6	6.1	6.6	7.0	7.3	7.5
2~3개월	신장	54.9	55.5	56.5	58.0	59.8	64.5	63.0	63.9	64.5
	머리둘레	36.3	36.6	37.1	38.0	39.0	40.1	41.1	41.7	42.1
	체중	5.2	5.4	5.7	6.1	6.6	7.2	7.6	7.9	8.1
3~4개월	신장	57.4	58.0	59.0	60.5	64.0	64.0	65.5	66.4	67.0
	머리둘레	37.4	37.8	38.3	39.2	41.2	41.2	42.2	42.8	43.2
	체중	5.6	5.8	6.1	6.6	7.1	7.7	8.2	8.5	8.7
4~5개월	신장	59.4	60.1	61.0	62.7	64.4	66.2	67.7	68.7	69.3
	머리둘레	38.4	38.7	39.2	40.1	41.1	42.2	43.2	43.8	44.2
	체중	6.0	6.1	6.4	6.9	7.5	8.1	8.6	9.0	9.2
5~6개월	신장	61.3	61.9	62.9	64.5	66.3	68.1	69.7	70.6	71.2
	머리둘레	39.1	39.5	40.0	40.9	41.9	43.0	43.9	44.6	45.0
	체중	6.3	6.5	6.8	7.3	7.9	8.5	9.1	9.4	9.6
6~7개월	신장	62.9	63.5	64.5	66.2	68.0	69.8	71.5	72.4	73.1
	머리둘레	39.8	40.1	40.7	41.6	42.6	43.6	44.6	45.2	45.6
	체중	6.5	6.7	7.1	7.6	8.2	8.9	9.4	9.8	9.6
7~8개월	신장	64.4	65.0	66.0	67.7	69.6	71.4	73.1	74.1	73.1
	머리둘레	40.4	40.7	41.2	42.1	43.2	44.2	45.2	45.8	45.6
	체중	6.8	7.0	7.3	7.9	8.5	9.2	9.8	10.2	10.4
8~9개월	신장	65.7	66.4	67.4	69.1	71.0	72.9	74.6	75.6	76.3
	머리둘레	40.9	41.2	41.8	42.6	43.7	44.7	45.7	46.3	46.7
	체중	7.0	7.3	7.6	8.2	8.8	9.5	10.1	10.5	108
9~10개월	신장	67.0	67.7	68.7	70.4	72.3	74.3	76.0	77.0	77.7
	머리둘레	41.4	41.7	42.2	43.1	44.1	45.2	46.2	46.8	47.2
	체중	7.3	7.5	7.8	8.4	9.1	9.8	10.5	10.9	11.1
10~11 개월	신장	68.2	68.8	69.9	71.6	73.6	75.5	77.3	78.4	79.1
	머리둘레	41.8	42.1	42.6	43.5	44.5	45.6	46.6	47.2	47.6
	체중	7.5	7.7	8.1	8.7	9.4	10.1	10.8	11.2	11.5
11~12 개월	신장	69.3	70.0	71.0	72.8	74.8	76.8	78.6	79.7	80.4
	머리둘레	42.1	42.5	43.0	43.9	46.0	46.0	46.9	47.5	47.9

자료:질병관리본부 〈2007년 소아 청소년 표준성장 도표〉

남학생 평균 신장(단위 cm)

	2007	2008	2009	2010	2011	2012	2013	2014	2015
6세	121.60	121.98	121.9	121.78	121.72	121.6	121.6	121.5	121.8
7세	127.44	127.38	127.7	127.74	127.82	127.8	127.8	128.0	127.7
8세	132.94	133.06	133.0	133.12	133.50	133.4	133.6	133.5	133.5
9세	138.56	138.74	138.3	138.39	138.69	139.1	139.0	139.0	139.3
10세	143.68	143.54	143.9	143.98	143.89	144.1	144.6	144.5	144.6
11세	150.40	150.24	150.5	150.24	150.40	150.6	150.9	151.4	151.4
12세	158.33	158.07	157.8	157.91	158.20	158.2	158.6	158.8	159.4
13세	164.24	164.28	164.3	164.18	164.55	164.3	164.6	165.1	165.5
14세	169.19	169.13	169.1	168.88	168.94	168.7	169.0	169.2	169.7
15세	172.00	171.96	171.9	171.75	171.80	171.8	171.8	172.0	172.1
16세	173.09	173.33	173.2	173.01	173.10	172.9	172.7	172.9	172.9
17세	173.87	173.94	173.8	173.74	173.74	173.6	173.5	173.5	173.5

여학생 평균 신장(단위 cm)

	2007	2008	2009	2010	2011	2012	2013	2014	2015
6세	120.40	120.73	120.6	120.61	120.52	120.2	120.4	120.3	120.8
7세	126.10	126.16	126.2	126.36	126.42	126.5	126.4	126.5	126.5
8세	131.81	131.74	132.0	131.98	132.32	132.3	132.3	132.3	132.6
9세	138.36	138.51	138.0	138.08	138.40	138.5	138.8	138.6	138.9
10세	144.74	144.63	144.7	144.62	144.77	144.9	145.3	144.9	145.1
11세	151.15	151.04	151.0	151.16	151.12	151.1	151.2	151.8	151.9
12세	156.06	155.89	155.7	155.52	155.78	155.7	155.9	156.2	156.8
13세	158.29	158.44	158.0	158.15	158.06	158.0	158.2	158.3	158.5
14세	159.75	159.74	159.6	159.55	159.45	159.3	159.5	159.8	159.8
15세	160.40	160.48	160.4	160.59	160.34	160.2	160.3	160.4	160.4
16세	160.74	160.83	160.7	160.72	160.70	160.6	160.5	160.6	160.6
17세	160.91	161.24	161.1	160.93	161.11	160.9	160.8	160.9	160.9

남학생 평균 체중(단위 kg)

	2007	2008	2009	2010	2011	2012	2013	2014	2015
6세	24.36	24.65	24.7	24.89	24.80	24.7	24.8	24.7	24.8
7세	27.91	27.93	28.2	28.39	28.45	28.4	28.5	28.4	28.3
8세	31.70	31.93	31.7	32.06	32.39	32.4	32.8	32.3	32.5
9세	35.94	35.97	35.9	35.88	36.27	37.0	36.9	36.8	37.0
10세	40.21	40.08	40.6	41.11	40.63	41.0	41.9	41.4	41.6
11세	45.15	45.46	45.9	46.12	45.98	46.2	46.3	46.8	46.6
12세	50.94	50.82	51.3	51.67	51.99	51.7	52.3	52.0	52.7
13세	56.71	56.69	57.0	57.16	57.71	57.6	57.6	57.9	58.8
14세	61.14	61.37	61.5	61.54	61.57	61.6	62.1	61.9	62.3
15세	64.04	63.80	64.2	64.73	64.51	64.9	65.5	65.7	65.9
16세	66.33	65.76	66.5	66.60	66.54	66.6	66.8	67.1	67.8
17세	68.29	67.71	68.1	68.09	68.33	68.4	68.7	68.5	69.4

여학생 평균 체중(단위 kg)

	2007	2008	2009	2010	2011	2012	2013	2014	2015
6세	23.25	23.53	23.5	23.65	23.64	23.5	23.9	23.6	23.8
7세	26.44	26.42	26.6	26.94	26.81	26.8	27.2	26.7	26.9
8세	29.94	29.94	30.0	30.26	30.52	30.4	30.5	30.5	30.7
9세	34.22	34.28	33.9	34.23	34.29	34.9	35.1	34.6	34.7
10세	38.92	38.56	38.8	39.17	39.38	39.6	40.0	39.6	39.7
11세	44.04	44.00	44.0	44.44	44.40	44.2	44.7	45.1	45.2
12세	48.06	48.14	48.0	48.21	48.57	48.7	49.6	49.3	49.5
13세	51.37	51.52	51.2	51.45	51.76	51.7	52.3	52.3	52.5
14세	53.22	53.30	53.3	53.22	53.55	53.7	54.2	54.5	54.4
15세	54.04	53.79	54.3	54.94	54.75	55.1	55.8	55.6	56.0
16세	54.77	54.41	55.2	55.45	55.70	55.9	56.2	56.2	56.4
17세	55.44	55.06	56.0	55.61	56.16	56.2	56.3	56.8	57.1

자료: 질병관리본부 〈2007 소아 청소년 표준 성장 도표〉

발육 곡선

발육 곡선에 아이의 신장과 체중을 3~6개월 단위로 표시하고, 신장 · 체중 증가 곡선과 표준 증가 곡선의 차이를 비교해 보면 아이의 성장 발육 상태를 알 수 있다. 현재 큰지 작은지보다는 아이가 정상적으로 지속적으로 성장

남자 발육곡선(2~18세)

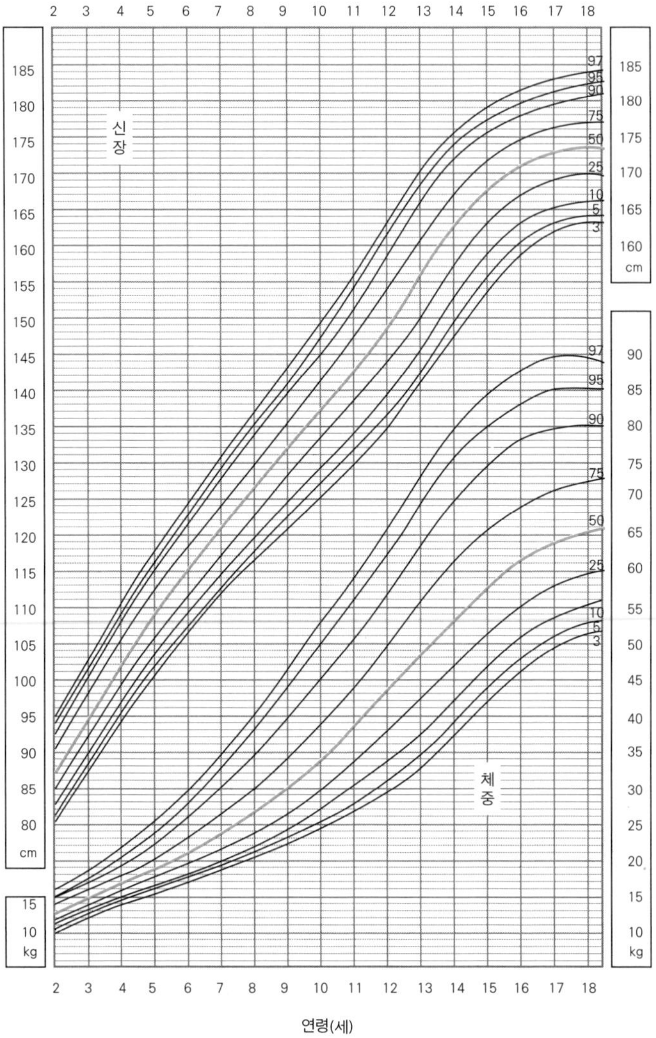

하고 있는지를 알아볼 필요가 있다.

1m 이하의 유아는 누운 상태에서 재는 것이 가장 정확하다.도표와 그래프를 보면 만 2세 정도까지 급성장하고, 이후 5~6cm 씩 규칙적인 성장을 보이다가 사춘기인 만 11~15세에 급성장해 키의 성장 폭이 큰 것을 알 수 있다.

여자 발육곡선(2~18세)

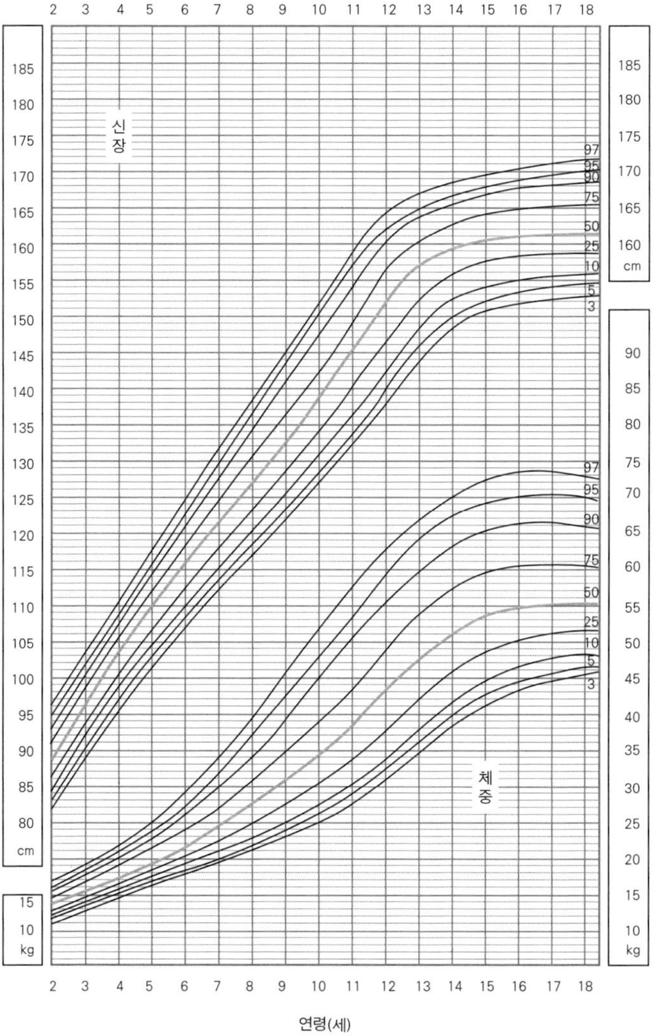

4
성장탕 임상통계 논문

(성장 장애成長障碍를 주소主訴로 내원內院한 환아患兒 200례例에 대對한 임상적臨床的 관찰觀察)

Ⅰ. 서론緖論

사회문화社會文化의 발달發達로 인因하여 질병疾病에 대對한 양상樣相과 생각도 많은 변화變化를 가지게 되었다. 과거過去에 고민거리였고 질병疾病의 주主를 이루던 급성急性 감염성感染性 질환疾患은 많이 정복되어 줄어든 반면, 상대적相對的으로 만성慢性 난치성難治性 질환疾患이 많은 부분을 점하게 되었다. 또한 사회문화社會文化가 듣는 문화文化에서 보는 문화文化로 바뀌어가면서 사람들은 단순히 심신心身의 건강健康만이 아니라 키가 크고 날씬한 외형적外形的인 체형體形을 원하는 경향傾向이 늘어나고, 소아小兒와 부모父母의 관심도 커져가므로, 이에 대對한 연구硏究가 요구要求되고 있다.

성장成長이라는 단어는 신장身長이 증가增加하는 것뿐만 아니라 신체身體 각 기관器官의 해부학적解剖學的, 형태학적形態學的 크기와 기능機能이 증가增加하는 것을 말하나, 일반적으로 사용되는 의미는 신장身長의 증가增加에 국한局限되는 경우가 많다. 의학적醫學的 입장에서 보면 세포 수가 증가增加하고 증가增加된 세포가 비대肥大해져서 전체적全體的인 크기가 커짐을 의미하며, 유전遺傳과 환경적 인자因子의 지속적持續的이고 복잡複雜한 상호작용相互作用의 산물産物이다.

성장成長에 영향을 주는 요인要因은 크게 유전遺傳과 환경環境이 있으며 유전遺傳에는 인종人種, 가계家系, 연령年齡, 성별性別, 염색체染色體 이상異常, 선천성先天性 대사代射 이상異常이 있고, 환경環境에는 외부적外部的 요인要因으로 사회社會 경제적經濟的 요인要因, 신체적身體的 환경環境, 계절季節, 심리적心理的 요인要因과 운동運動, 신체身體 자극刺戟, 영양營養, 질병疾病 등等이 있다.

성장 장애成長障碍란 성장成長이 같은 연령年齡 같은 성性의 어린이의 평균 신장平均身長보다 2표준편차 혹或은 3% 미만인 경우를 말한다.

한의학韓醫學에서도 오래전부터 이러한 성장 장애成長障碍와 유사類似한 기록記錄이 있었다. 신체身體의 성장 장애成長障碍와 관계가 깊은 한의학적韓醫學的 용어用語로는 해로解顱, 오연五軟, 오지五遲, 감증疳證 등等이 있다. 한의학韓醫學에서 소아의 성장 발육은 선천적인 요인과 후천적인 요인으로 나누어 파악할 수 있다. "신위선천지본腎爲先天之本"이라 하여 선천적인 요인은 신腎이며 신장정腎藏精, 주골主骨, 생수生髓, 뇌위수지해腦位髓之海에 근본을 두고 있고 "비위후천지본脾爲後天之本"이라 하여 후천적인 요인은 비脾이며 비주기육脾主肌肉, 주사지主四肢, 기혈생화지원氣血生化之原에 근본을 두고 있다.

이에 저자著者는 한의학韓醫學 고유固有의 이론理論을 바탕으로 성장 장애成長障碍를 치료治療, 연구研究해 오던 중中 한의학적韓醫學的인 치료治療가 성장 장애成長障碍에 있어서 좋은 효과를 얻을 수 있을 것으로 보여 학계學界에 보고報告하는 바다.

Ⅱ. 대상對象, 방법方法과 치료治療

1. 대상對象

1997년年 1월月부터 1998년年 12월月까지 나동규 한의원韓醫院에 성장 장애成長障碍를 주소主訴로 내원來院한 환아患兒 중中에서 한약韓藥 투여投與를 3회回 이상 실시實施하고 골 연령骨年齡 측정測定, 3개월個月마다 신장身長과 체중體重의 측정測定에 협조協助한 환자患者들 중中 방사선 소견상 성장판이 닫히지 않았고, 사춘기思春期 전前(여자女子는 12세, 남자男子는 14세 전前, 치료治療 전前 1년간年間 5cm 이하以下로 성장成長) 환자患者 중中 무작위無作爲로 200명名을 선정選定하여 조사調査의 대상對象으로 삼았다.

조사調査 대상對象을 사춘기思春期 전前으로 잡은 이유는 사춘기思春期가 되면 남녀男女 모두 8~12cm로 성장成長 폭幅이 커지기 때문이다. 또한 성장成長 폭幅이 커지는 사춘기思春期가 여자女子가 남자男子보다 2년年 정도 빨리 나타나므로 나이에 차이를 두고 조사調査 대상對象을 삼은 것이다.

2. 방법方法

환자患者와 부모父母의 키와 체중은 비만도 측정기(Fanics 제작)로 5회

回 측정測定하여 오차誤差가 큰 상하上下 2회回를 제외除外한 3회回 측청치測定値를 평균平均 낸 값을 기록記錄했고, 출생시出生時의 체중體重과 환자患者의 과거過去 병력病歷은 부모父母의 진술陳述을 참조參照했다. 또 골 연령骨年齡과 성장판의 유무有無는 방사선과 전문의에게 의뢰依賴하여 검사檢査했다. 치료治療 후後의 효과效果는 3개월個月마다 진료診療하여 신장身長과 체중體重의 변화變化를 측정測程했다.

3. 치료治療

치료治療는 한의학적韓醫學的인 원리原理에 근거根據하여 치료治療했는데, 환자患者의 상태狀態에 따라 성장탕成長湯 A와 B를 투여投與했다. 기본적基本的으로 3개월個月 이상以上을 투여投與하여, 치료治療 후後 1년간年間 3개월個月마다 신장身長의 변화變化를 측정測定하여 치료治療 전前의 성장成長 폭幅과 비교比較했으며, 대한소아과학회大韓小兒科學會에서 조사調査한 발육 곡선과도 비교比較했다. 사용使用 처방處方인 성장탕成長湯 A는 사육탕四六湯 원방原方에 여러 약재를 첨가하여 사용했고, 성장탕 B는 보중익기탕補中益氣湯 원방原方에 여러 약재를 첨가하여 사용했다.

Ⅲ. 결과結果

아래의 결론結論에 요약 정리.

Ⅳ. 고찰考察

아래의 결론結論에 요약 정리.

Ⅴ. 결론結論

1997년年 1월月부터 1998년年 12월月까지 나동규 한의원韓醫院에 성장 장애成長障碍를 주소主訴로 내원來院한 환자患者 중中 한약韓藥 투여投與를 3회回 이상以上 실시實施하고 골 연령骨年齡 측정測定, 3개월個月마다 신장身長과 체중體重의 측정測定에 협조協助한 환자患者들 중中 방사선 소견상 성장판이 닫히지 않았고, 사춘기思春期 전前(여자女子는 12세세 남자男子는 14세 전前, 치료治療 전前 1년간年間 5cm 이하以下로 성장成長) 환자患者 중中 무작위無作爲로 선정選定된 200명名에 대對한 연구硏究에서 다음과 같은 결론結論을 얻었다.

1. 성별性別로 보면 남자男子가 116명名, 여자女子가 84명名이었고, 연령年齡 분포分布는 10~12세가 68명名(34.00%)으로 가장 많았고, 다음으로 8~10세(27.50%), 12~14세(19.50%) 순順이었다.

2. 환자患者 부모父母의 신장身長 분포分布를 보면 부측父側이 평균平均 이하以下인 170cm 이하以下가 141명名(70.59%)으로 나타났고, 모측母側이 평균平均 이하以下인 160cm 이하以下가 172명名(86%)

으로 나타나, 유전적遺傳的인 영향影響이 크다는 것이 나타났다.

3. 환자患者의 출생시出生時 체중體重은 3.1~3.5kg이 88명名(44%)으로 가장 많았고, 자궁子宮 내內 성장 부진成長不進에 해당하는 2.5kg 이하以下는 19명名(9.5%)으로 나타나 많지 않았다.

4. 성장 장애成長障碍 환자患者의 동반同伴된 증상症狀은 소화기消化器 계系 질환疾患(56.33%)이 가장 많았고, 그 중中에서 식욕 부진食慾不振이 77명名(18.78%)으로 가장 많이 나타났고, 호흡기呼吸器 계系 질환疾患이 16.59%로 많은 비중比重을 차지했다. 소화기消化器 계系 질환疾患과 호흡기呼吸器 계系 질환疾患을 합合하면 72.92%로 높은 비중比重을 차지해 성장 장애成長障碍에 있어서 소화기消化器 계系 질환疾患과 호흡기呼吸器 계系 질환疾患이 많은 영향影響을 미친다는 것이 나타났다. 또한 알러지성性 질환疾患이 10.74%에 해당되어 성장 장애成長障碍에 영향影響이 있는 것으로 보였다. 특이特異한 것은 비만肥滿이 동반同伴된 환자患者가 7.07%로 나타나 성장成長에 있어서 적절適切한 영양營養 섭취攝取가 필요必要하지만, 과다過多한 영양營養 섭취攝取는 오히려 성장 장애成長障碍를 유발誘發할 수 있다는 것이 밝혀졌다.

5. 골 연령骨年齡과 역연령曆年齡의 비교比較를 보면 골 연령骨年齡과 역연령曆年齡이 같은 경우가 58명名(29.00%)으로 나타났고, 골 연령骨年齡이 역연령曆年齡보다 적은 경우가 79명名(39.50%)이었고, 골

연령骨年齡이 역연령曆年齡보다 많은 경우가 63명名(31.50%)으로 나타났다.

6. 성장 장애成長障碍의 치료治療에 사용使用한 처방處方은 한의학韓醫學의 성장 장애成長障碍의 원인原因 중中 선천적先天的 요인要因인 신腎과 관련된 성장탕成長湯 A를 사용使用한 환자患者가 108명名(54%)이었고, 후천적後天的인 요인要因인 비脾와 관련된 성장탕成長湯 B를 사용使用한 환자患者가 92명名(46%)이었다. 성장탕成長湯 A는 사육탕四六湯 원방原方에 여러 약재를 첨가하여 사용했고, 성장탕 B는 보중익기탕補中益氣湯 원방原方에 여러 약재를 첨가하여 사용했다.

7. 성장 장애成長障碍 환자患者 중中 남자男子 116명名의 치료治療 전前 1년간年間 평균平均 성장치成長値는 4.39cm였고, 여자女子 84명名의 치료治療 전前 1년간年間 평균平均 성장치成長値는 4.24cm였으며, 전체全體 남녀男女 200명名의 치료治療 전前 1년간年間 평균平均 성장치成長値는 4.32cm였다.
대한소아과학회大韓小兒科學會에서 조사調査한 발육 곡선상發育曲線上 1년간年間 평균平均 성장치成長値는 5.79cm였다. 이에 비比하여 성장탕成長湯 A를 복용服用한 남녀男女 108명名의 1년간 평균平均 성장치成長値는 8.44cm로 치료治療 전前 평균平均 성장치成長値인 4.32cm에 비比해 4.12(95.37%)가 더 성장成長한 것으로 나타났고, 발육 곡선상發育曲線上 평균平均 성장치成長値인 5.79cm에 비比하면 2.65cm(45.77%)가 더 성장成長한 것으로 나타났다.

또한 성장탕成長湯 B를 복용服用한 남녀男女 92명名의 치료治療 후後 평균平均 성장치成長値는 8.47cm로 치료治療 전前 평균平均 성장치成長値인 4.32cm에 비比해 4.15cm(96.06%)가 더 성장成長한 것으로 나타났고, 발육 곡선상發育曲線上 평균平均 성장치成長値인 5.79cm에 비比하면 2.68cm(46.29%)가 더 성장成長한 것으로 나타났다.

성장탕成長湯 A, B를 복용服用한 남녀男女 200명名의 평균平均 성장치成長値를 보면 8.46cm로 치료治療 전前 성장치成長値인 4.32cm에 비比하면 4.14cm(95.83%)가 더 성장成長한 것으로 나타났고, 발육 곡선상發育曲線上 평균平均 성장치成長値인 5.79cm에 비比하면 2.67cm(46.11%)가 더 성장成長한 것으로 나타났다.

물병자리의 건강 베스트4

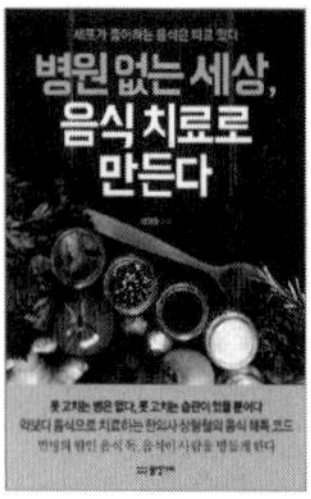

못 고치는 병은 없다, 못 고치는 습관이 있을 뿐이다

병원없는 세상, 음식 치료로 만든다

약과 음식은 근원이 같다는 말처럼 동양의학은 오래전부터 섭생을 중요하게 생각해왔다. 한의사로서 동양의학과 서양의학을 통합하여 7만여 명을 임상하였다. 경험을 통해 음식이 건강과 밀접한 관련이 있다는 것을 본격적으로 연구한 저자의 연구결과를 토대로 일반인들이 알기 쉽도록 그 정보를 전달하고자 정리한 책이다. 상형철 지음.

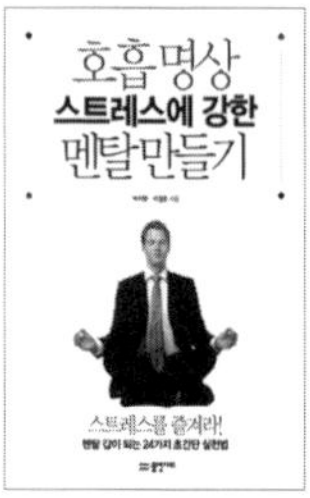

멘탈 갑이 되는 24가지 초간단 실천법

호흡 명상 스트레스에 강한 멘탈 만들기

이 책은 현대인의 스트레스 탈출을 도와 몸과 마음의 질병을 예방해주고 일상생활에서 쉽게 명상을 실천할 수 있게 해준다. 명상의 가장 기본이 되는 호흡법을 소개하는 이 책을 통해 행복이 늘 자신 옆에 있었음을 깨닫게 될 것이다. 박지명, 이정훈 지음.

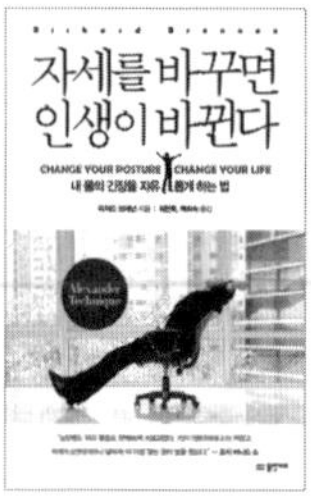

내 몸과 근육의 올바른 사용법

자세를 바꾸면 인생이 바뀐다

책상 혹은 컴퓨터 앞에서 굽은 자세로 오랜 시간을 보내는 어린이와 청소년들의 악화되는 자세를 걱정하는 부모와 교사들, 성인들 자신, 좋은 자세가 건강관리의 핵심인 것을 이미 인지하고 있는 의사, 물리치료사 등이 모두 꼭 읽어야 할 책이다. 리처드 브레넌 지음 | 최현묵, 백희숙 옮김.

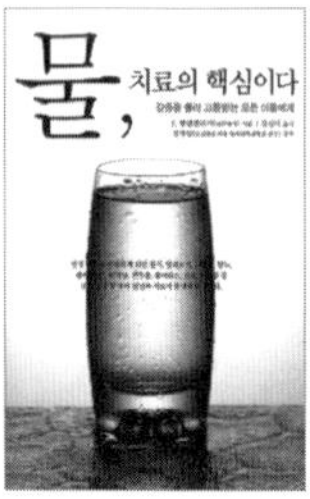

혁명을 예고하는 의학의 신발견

물, 치료의 핵심이다

현대인들의 만성질환인 천식과 알레르기, 고혈압, 당뇨, 변비, 소화성궤양, 두통과 편두통, 류머티스 관절염, 요통, 비만, 뇌졸중 등이 탈수에서 비롯되었다고 하는 것이 핵심 포인트이다.저자의 연구는 20년 넘게 수백만 명을 상대로 임상실험을 하고 환자들로부터 피드백을 받은 결과이기도 하다. F. 뱃맨겔리지 지음 | 김성미 옮김